はじめに

　今日もお仕事，お疲れさまです！
　調剤や監査，服薬指導，薬歴記載など，忙しかったのではないでしょうか．

　薬剤師として働いているあなたが，薬局長になり，そして次のステージに上がっていくきっかけとなればと思い，大学やマニュアルでは教えてくれない，薬局マネジメントの入門書をつくりました．

　マネジメントなんて薬剤師の仕事ではないと思うかもしれません．しかし，経営者や本社の人には感じられないことが，現場にいる薬局長にはわかります．日々の業務の中，実感とともに考えることができるのです．

　この本の主人公である多美子は，ある日突然，薬局長の任命を受け，まわりの人の協力を得ながら彼女なりに奮闘していきます．辞令はある日突然に．明日あなたの身に起こることかもしれません．

　ぜひ，一人でも多くの薬剤師の方に，店舗をつくる面白さを負担なく感じていただき，そしてさらなる目標に向かって一歩前進していただくきっかけとなればと思います．

　患者さんやスタッフ，そしてあなた自身がもっとハッピーになる一つの方法論として，多美子と一緒に薬局マネジメントについて学んでいきましょう．

　2016 年 3 月

水　八寿裕
遠藤さちこ

目次

はじめに ……………………………………………………………… *iii*
マンガ登場人物 ……………………………………………………… *vi*

Ⅰ 薬局長大抜擢！ 現在の自分って？

📖 Episode 1 〜まさか私が薬局長!?〜 ……………………… 2
まずは自分を知ろう ……………………………………………… 6

Ⅱ 薬局って？ 管理薬剤師って？

📖 Episode 2 〜今日から管理薬剤師！〜 …………………… 14
1．薬局とは何をするところ？ ………………………………… 18
2．管理薬剤師とは ……………………………………………… 23
3．知らなかったでは済まされない法律のはなし …………… 27
4．医薬品の管理 ………………………………………………… 35
5．医薬品情報の収集 …………………………………………… 43

Ⅲ 店舗の数字をみてみよう

📖 Episode 3 〜はじめての薬局会議！〜 …………………… 52
1．知っておくべきお金のキホン ……………………………… 56
2．薬局におけるお金の流れ …………………………………… 62
3．在庫を調整してみよう ……………………………………… 67
4．その他の経費を考えよう …………………………………… 74

Ⅳ リスクマネジメント

📖 Episode 4 〜クレームにオロオロするの巻〜 …………… 78
1．待ち時間でクレーム発生！ ………………………………… 82
📖 Episode 5 〜私たちの言葉が伝わってない!?〜 ………… 90
2．患者コミュニケーション …………………………………… 94

📖 Episode 6 〜調剤過誤に対応せよ！〜 ·········· 102
3．調剤過誤発生！ ·········· 106
📖 Episode 7 〜薬局で長く働いてもらうために〜 ·········· 112
4．スタッフに辞めたいと言われたら ·········· 116
📖 Episode 8 〜副作用発生にも慌てずに！〜 ·········· 124
5．副作用発生！ ·········· 128

Ⅴ 薬局のリーダーとは？

📖 Episode 9 〜自分なりの薬局長を目指す！〜 ·········· 140
1．リーダーの種類はひとつじゃない ·········· 144
2．育てて，育とう！ ·········· 156
3．組織の血流「ホウレンソウ」 ·········· 169

Ⅵ 地域との関わり方

📖 Episode 10 〜薬局の外に出てみよう！〜 ·········· 178
1．今さら聞けない社会人マナー ·········· 182
2．地域包括ケアシステムと多職種連携 ·········· 193
3．目指すは「地域の健康ステーション」 ·········· 203
4．在宅訪問への第一歩 ·········· 212

おわりに ·········· 223
索　引 ·········· 224

COLUMN

- 薬局は医療機関？ ·········· 21
- ジェネリック医薬品の選び方 ·········· 72
- 4年制・6年制薬剤師を理解する ·········· 122
- ワーク・ライフ・バランス ·········· 136
- リーダーシップに関する名言 ·········· 155
- 認定・専門薬剤師について ·········· 166
- 経営者に聞きました！ ·········· 175
- ケア・カフェとは ·········· 202

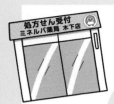
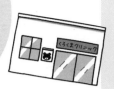

熊田医師
ミネルバ薬局木下店の近くで「くろくまクリニック」を経営する内科医師．地域医療にも積極的に取り組んでいる．陽気で温和な性格で皆からの信頼も厚い．

羽鳥さん
優しくスタッフを見守り続けるベテラン事務さん．

山口さん
親の介護をしながら週4日働くベテラン薬剤師．

田中 遥
多美子の薬局の後輩で2年目薬剤師．前髪を切りすぎる癖がある．
自然な気づかいができるしっかり者．可愛らしい姿とは裏腹に大胆な発想をするところが持ち味である．

西野エリアマネージャー
ミネルバ薬局木下店の担当マネージャー．ブロッコリー頭がトレードマーク．実は自身も木下店で薬局長を経験している．多美子にとっては，何でも相談できるお兄さん的存在．

水嶋多美子
本書の主人公で5年目薬剤師．毎朝，お団子頭をつくり気合を入れている．
基本的にはポジティブな性格だが，心配性な一面もある．服薬指導のエキスパートを目指し日々業務に励んでいたが……．

● ・・・ミネルバ薬局木下店勤務
● ・・・その他

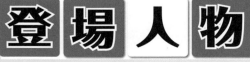

第Ⅰ章

Pharmacy Management

薬局長大抜擢！
現在の自分って？

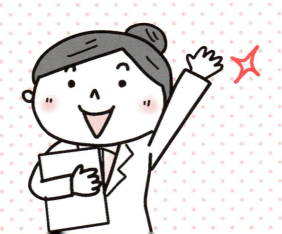

Ⅰ. 薬局長大抜擢！現在の自分って？

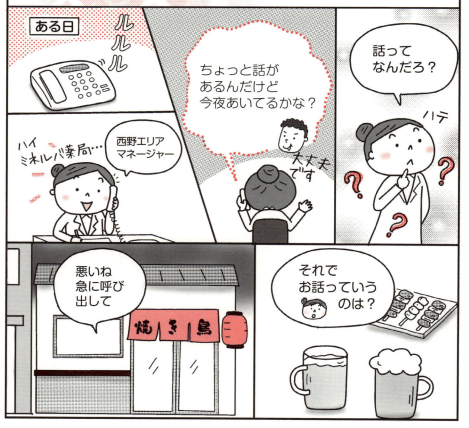

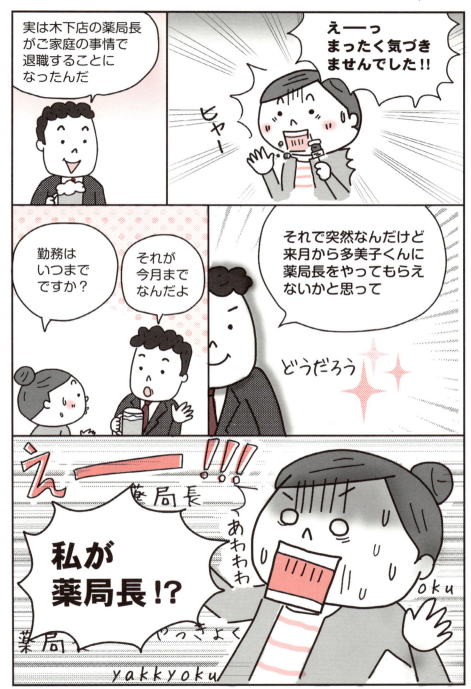

I. 薬局長大抜擢！現在の自分って？

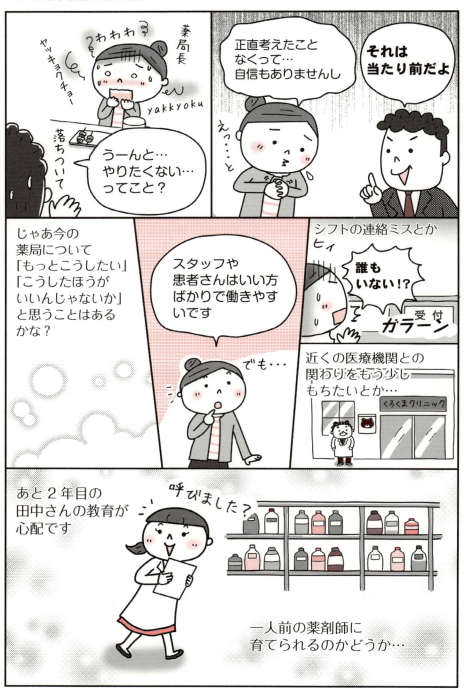

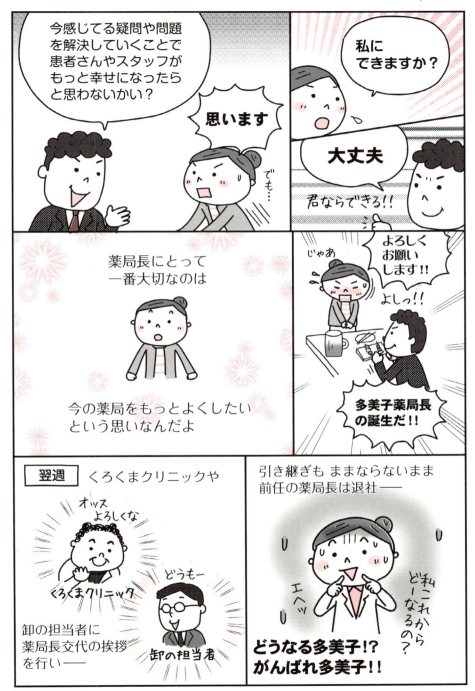

まずは自分を知ろう

　さて突然ですが，あなたは，なぜ本書を手に取られたのでしょうか．

　薬局長に抜擢されたから？　何か具体的なことで困っているから？　新しいことを学んでみたくなったから？　さまざまな理由があると思いますが，いずれにしても，**今まで学んだことのないことにチャレンジしてみようと思うのは，素晴らしいことです**．その気持ちと行動は，今後のあなたをきっと助けてくれるでしょう．

　本書の主人公・多美子は，突然の抜擢人事により，ミネルバ薬局木下店の薬局長に就任することになりました．マンガを読んでみて驚いたかもしれませんが，人事提案というのは突然やってくるものです．不安な気持ちもあると思いますが，人事提案は自分がステップアップするための，一つのチャンスとも捉えられます．これが大切な，成長のための第一歩です．あなたは必ず変わることができます．一つ一つの行動の積み重ねが，あなたを変えていくのです．

　しかし，だからといって，焦りは禁物です．あなたが，多美子と同じように薬局長に任命されることになったとして，今の思いをいったん整理してみましょう．

****

　ノート（本体から切り離すことができるレポート用紙やメモ帳，ルーズリーフなどでなく，いわゆる大学ノートのようなものをおすすめします）とペン（これは何でもOK！　好きなモノを選びましょう）をご用意ください．そしてまずは，今日の日付を書き入れましょう．なぜか？　日付は後で見返したときに，とても重要な指標となるからです．

　では，この質問からスタートします．

質問1．自分の長所をいくつかあげてみましょう．

　なかなか自分の長所をパッとあげられる人は少ないかもしれません．友人や家族に褒められたことから思い浮かべたり，やってみて楽しかったこと・

嬉しかったことを思い出してみたりするのもよいでしょう（例：読書が好き→想像力が豊か，など）．まだ挑戦したことがないことでも，自分でこんなことに向いているんじゃないか……と思うことがあれば，それを書いても構いません．できるだけ多く書いてみましょう．

> 例）真面目，物事を最後までやり通す，負けず嫌い，気づかいができる，お年寄りに親切，子供が好き，誰とでも仲良くなれる，プラス思考である，物静か，暗記が得意，ストレス耐性がある etc.

次の質問です．

質問2．自分の短所をいくつかあげてみましょう．

友人に注意されたことや，苦手なことなどを思い出してみましょう．自分で何となくそう思う……など，どんなレベルでも大丈夫です．

> 例）三日坊主，人見知り，早起きが苦手，頑固，字が汚い，おおざっぱ，細かいことが気になる，声が小さい，マイナス思考である，他人に仕事を振り分けるのが苦手 etc.

では，どんどん行きます．

質問3．なぜ自分が薬局長に選ばれたのでしょう？

これは，まだ実際に薬局長に選ばれていなくても大丈夫です．妄想の世界で考えてみましょう！　自分は周りから，こんなことを期待されているんじゃないか……など，できる限り妄想してみましょう．あるいは，上司や人事担当者から何か具体的なことを言われた人もいるかもしれません．もちろん，それを書いても構いません．

> 例）周囲に気配りができるから，どんなスタッフとでも仲良く話せるから，他に頼める人がいないから，向上心があるから etc.

とはいえ，不安もありますよね．

質問4．薬局長として，不安に思うことを書き出してみましょう．

> 例）私に務まるだろうか，問題が起こったときに対応できるだろうか，スタッフのみんなと仲良くやれるだろうか，数字の管理ができるだろうか，売上が下がったりしないだろうか，責任が重すぎる，居宅管理指導の経験がない etc.

次の質問も，またまた妄想してみてください．

質問5．どんな薬局にしたいですか？ どんな自分になりたいですか？ 目標を書きましょう．

仕事のことはもちろん，プライベートのことでも，大きい目標でも小さい目標でも何でも OK です．こんなことができる薬局，あんなことが解決できる薬局，こんなことができる人，人からこんな風に思われたい……具体的でも抽象的でも大丈夫です．できるだけ多く書きましょう．

> 例）地域に愛される薬局になりたい，何か強みをもつ薬局になりたい，オン・オフをきっぱりと分けてプライベートを充実させたい，○○の試験に挑戦したい，思いやりをもって患者さんに接することができるようになりたい，もっと給料をアップさせたい，家庭と仕事を両立させて働き続けたい etc.

それでは，最後の質問です．

質問6．それは何があれば達成できると思いますか？

> 例）地域に愛される薬局になりたい→元気よく挨拶をする，毎朝薬局前の道を掃除する
> ○○の試験に挑戦したい→毎日 30 分コツコツ勉強を欠かさないようにする etc.

さて，書き出してみましたか？ 夢は大きくもちましょう！ たくさん書くことができたでしょうか？ 少ししか書けなかったとしても OK です．
これが今の自分であり，出発点を記しておくことができたと思います．

****

さて，これらの質問で，あなた自身の「**資質の棚卸**」をしました．自分が理想とする「あるべき姿」を描くのに，現在の立ち位置を把握するというのは，とても大切です．これをもとにSWOT分析をしたいと思います．

　SWOT分析とは，「目標を達成するために意思決定を必要としている組織や個人のプロジェクトや新しいビジネスなどにおいて，外部環境や内部環境をstrength（強み），weakness（弱み），opportunity（機会），threat（脅迫）の4つのカテゴリーで要因分析し，事業環境変化に対応した選択を考えるためのフレームワークの一つ」です．なんだかむずかしそうですが，簡単にいうと「**目標を達成するためには，今の自分の立ち位置，自分や周りを構成する要素をきちんと知ったうえで戦略や解決方法を考えないと，目標達成できませんよね**」という話です．

　一般的に，**図1**に示すフォームを使います．

strength（強み）	weakness（弱み）
● ● ● ● ●	● ● ● ● ●
opportunity（機会）	threat（脅威）
● ● ● ● ●	● ● ● ● ●

図1　SWOT分析①
空欄にそれぞれ書き込んでみましょう．

- **strength（強み）**：自身の強み→質問1を当てはめ，さらに勤め先（薬局や会社）の強みも加えてみましょう．
- **weakness（弱み）**：自身の弱み・課題→質問2を当てはめ，さらに質問1と同様，勤め先（薬局・会社）の弱みも加えてみましょう．
- **opportunity（機会）**：外部環境に存在するチャンス→勤め先，自分自身，周囲にいるスタッフにプラスになる可能性のある制度改正や地域での出来事，自社内での出来事などが該当します．たとえば，社内で勉強会を開催

I．薬局長大抜擢！現在の自分って？

することになった，薬歴の電子化導入，近所に新しい診療所がオープンした，などがあげられます．
- **threat（脅威）**：外部環境に存在する，自身にとって都合の悪いこと→質問4や勤め先，スタッフにマイナスになる可能性がある出来事を当てはめてみましょう．

すべての項目に対して書き加えたいことが増えてきたら，どんどん追記して構いません．1項目につき5つ以上のことを書けるのが理想的です．
前任者が薬局長だったときとは，一緒に働くスタッフも時期も異なります．そもそもあなたと前任者は，まったく違う人物ですよね．同じようにやったほうががよい，やらないほうがよいなどの正解はありません．**SWOT分析は，今の自分がどのような環境で，どのような状態なのか，今後どのように店舗運営をしていくのか，客観的にみる指標になります．**また，ただ頭の中で考えるだけでなく，書き出してみることで，意外に冷静になれるものです．
さらにもう一段階，考えてみましょう（図2）．

	strength（強み）	weakness（弱み）
opportunity（機会）	強み × 機会（S×O） 積極化戦略 ● ● ●	弱み × 機会（W×O） 段階的施策 ● ● ●
threat（脅威）	強み × 脅威（S×T） 差別化戦略 ● ● ●	弱み × 脅威（W×T） 専守防衛 ● ● ●

図2　SWOT分析②
空欄にそれぞれ書き込んでみましょう．

- **S×O（積極化戦略）**：自分の強みを活かすには，機会をどう活用するか
- **S×T（差別化戦略）**：強みで脅威を回避する方策
- **W×O（段階的施策）**：自分の弱みで機会を取りこぼさないようにする対策
- **W×T（専守防衛）**：弱みと脅威で，最悪の事態を防ぐための対策

薬局運営においては，S×O（積極化戦略）への取り組みにチャレンジすることを考えながら，その他のことをケアしつつ取りこぼさないように運営していく，というのが基本です．

このように先を読む練習をしていると，実際に目の前にチャンスやピンチがやってきたときに，心の準備ができているので冷静に対応することができます． ぜひ，何度でも考えてみてください．同僚や仲間・友人同士でやってみると自分一人では気づかなかったことを発見できるのでおすすめです．また，時期を変えて，1年後，3年後，5年後……とこの表を作り直してみてください．「あの頃，弱みだと思っていたことがそれほど気にならなくなったな」「長期的な目線で物事を考えられるようになったな」「1年前にはみえていなかった問題点がみえるようになってきたな」など，自身や薬局の変化・成長を客観的に感じることができ，面白いと思います．

多美子は薬局長を引き受けることになりました．多美子も今の自分を不安に思っていますが，少しずつ前に進んでいきます．あなたも一緒に多美子と考えてみましょう．

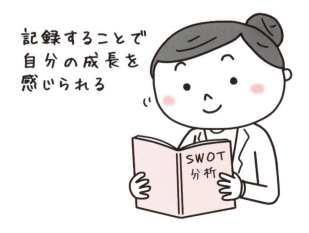

第Ⅱ章

Pharmacy Management

薬局って？
管理薬剤師って？

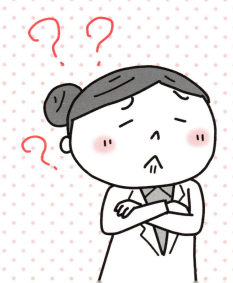

Ⅱ．薬局って？ 管理薬剤師って？

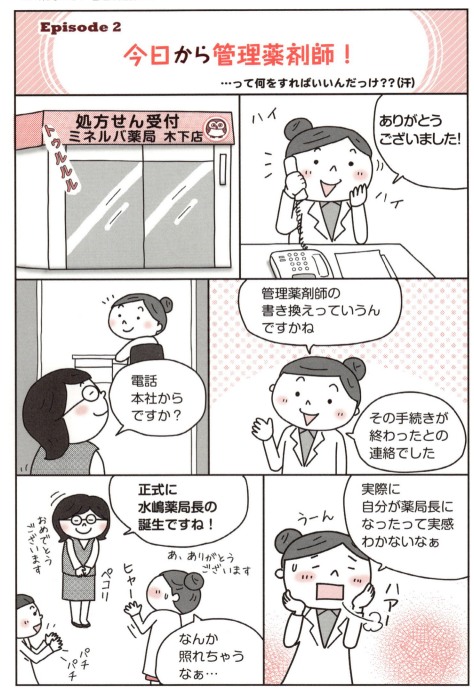

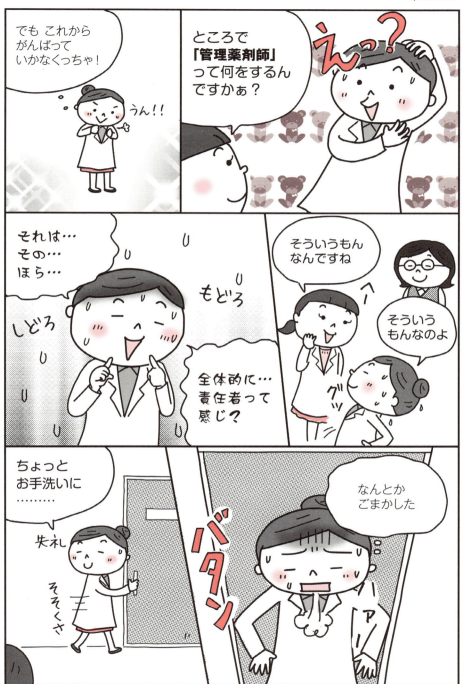

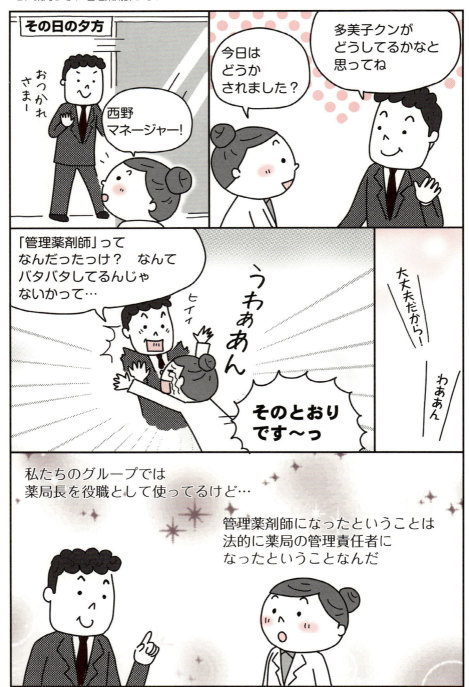

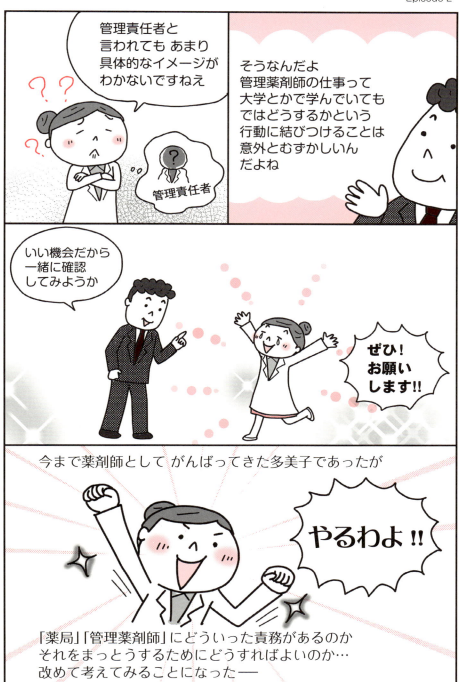

II. 薬局って？ 管理薬剤師って？

薬局とは何をするところ？

管理薬剤師の書き換え（変更の届け出）が終わり，多美子は正式にミネルバ薬局木下店の管理薬剤師になりました．管理薬剤師は，薬局における正式な（法的に認められた）管理者です．さて，薬局って，管理薬剤師って，なんでしょうか？ 改めて考えてみましょう．

薬局とは（図1）

ここでは「薬局」にはどのような種類があるのか，「薬局」とは何をするところなのかということを確認したいと思います．

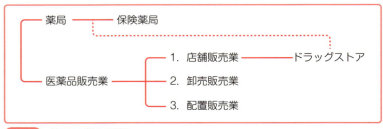

図1 薬局の業と種類

1. 薬局

薬局とは「医薬品，医療機器等の品質，有効性及び安全性の確保等に関する法律」（薬機法）第2条第12項により「薬剤師が販売又は授与の目的で調剤の業務を行う場所（その開設者が医薬品の販売業を併せ行う場合には，その販売業に必要な場所を含む）」と定義されています．原則として，所在地の保健所から薬局開設許可を受けた薬局でなければ「薬局」の名称は使用できません．2006（平成18）年の医療法改正により，「調剤を実施する薬局」は医療提供施設と位置づけられました．「調剤薬局」という呼び方をよく耳にすることがありますが，これは法令上の正式な名称ではありません．薬局は調剤を行う場所ですが，一方，調剤しか行わない薬局は日本特有の形態です．

病院内にあるいわゆる「院内薬局」は，法的には調剤所と呼ばれ，医療法の対象とされています．薬局開設の許可は不要のため"薬機法上の薬局"からは除外されていますが，「薬局」と名乗ることができます．

a 保険薬局

保険薬局は，健康保険法において"薬局の中でも，特に保険指定を受け，保険調剤をすることができる"場所とされています．保険薬局は厚生労働省から権限指定された各地方の厚生局長から指定を受けることが必要で，保険指定を受けなければ，健康保険を使った調剤が行えません．この指定の期限は6年間であり，自動更新ではありませんので，その都度更新の申請を行い許可を得る必要があります．

b 基準薬局

基準薬局とは，日本薬剤師会が1990年に設けた「基準薬局制度」の認定基準を満たす薬局のことです．かかりつけ薬局選びの目安になることを目的として，薬剤の在庫種類や，開局時間などさまざまな基準を設けましたが，処方箋の受取率が上昇したことなどを受け，初期目標をほぼ達成したとして2015年3月末に発展的解消をとげました．そして2015年4月からは認定基準を一新し，各都道府県薬剤師会が主体となって運用されていくことになりました．

2．医薬品販売業

薬局ではない事業所が一般用医薬品（医師による処方がなくても購入できる医薬品）を販売しようとする場合，所在地の都道府県知事より医薬品販売業の許可を受けなければなりません．医薬品販売業は次のとおり，3つに区分されます．

a 店舗販売業

店舗を構えて一般用医薬品の販売・授与を行う業務形態のことで，多くのドラッグストアはこの店舗販売業に含まれます．店舗として構造設備などが適合しているかどうかはもちろん，薬剤師または登録販売者を店舗管理者として配置することが求められます．薬剤師は要指導医薬品および一般用医薬品のうち第1類，第2類および第3類医薬品を販売できますが，登録販売者が販売できるのは第2類（指定第2類を含む）と第3類に限られます（25頁「登録販売者とは」も参照）．インターネットによって一般用医薬品の販売を行うには，薬局または店舗販売業の許可を得ていなければならず，実際の店舗に貯蔵・陳列している医薬品でなければ販売を行うことはできないなど

のさまざまなルールがあります．また販売サイトは厚生労働省ホームページに掲載されます．

ドラッグストア：日本チェーンドラッグストア協会ホームページによると「医薬品と化粧品，そして日用家庭用品，文房具，フィルム，食品などの日用雑貨を取り扱うお店」と定義されています．最近では，医薬分業によって保険調剤が行えるドラッグストアも増えていますが，その場合は，前述したとおり薬局としての許可が必要です．

b 卸売販売業

医薬品を薬局や病院開設者，製造販売業者らに対してのみ販売する業務形態で，卸の配送センターや営業所，製薬企業の支店の多くがこれにあてはまります．一般の消費者に販売を行うことは認められていません．卸売販売業を行うためには，営業所ごとに所在地の都道府県知事に許可を得る必要があり，構造設備などへの適合や，営業所管理者を置くことが求められます．この営業所管理者は原則として薬剤師でなければなりませんが，卸売販売業者が薬剤師の場合は，その限りではありません．取り扱う医薬品の種類によって薬剤師か登録販売者を配置しますが，登録販売者は取り扱うことができる医薬品の種類が制限されているので注意が必要です．

c 配置販売業

いわゆる「富山の置き薬」がその代表で，一般消費者の自宅に一般用医薬品の入った箱を預けておき，次回訪問時に使用した分の代金を精算するという販売形態です．取り扱うことのできる医薬品に一定の制限（経年変化が起こりにくいものなど）があります．

ここだけは押さえよう！ 業界の流れと医薬分業のポイント

前述したとおり，保険調剤を行うのが保険薬局です．保険薬局は「医薬分業」の歴史の産物といえるでしょう．薬の処方と調剤を分離し，それぞれを医師，薬剤師という専門家が分担して行うことを「医薬分業」といいます．医薬分業が開始された1956年から医薬分業率が10%にも満たない状態が30年以上続きましたが，1992年に処方箋料が引き上げられたことを受けて，分業率もアップしました（図2）．このように，さまざまな規制や環境の変化を受けて，医療業界も変化し，今現在に至ります（表1）．

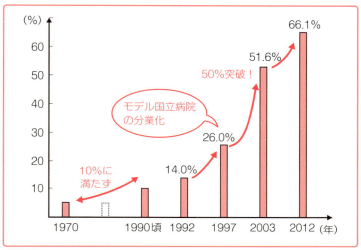

図2 わが国の医薬分業率

医薬分業率：外来で処方箋を受け取った患者さんのうち，院外の薬局で調剤を受けた割合のこと．「処方箋受取率」ともいう．

> **COLUMN　薬局は医療機関？**
>
> 　医療機関とは，医療法によって「医療を提供する施設」と定義されています．病院・診療所，介護老人保健施設に加え，2006年には調剤を実施する薬局も追加されました．しかし，病院の半数以上が医療法人という非営利団体が運営している一方で，薬局は株式会社などの営利企業が運営していることが多く，薬局は医療サービスを提供しながらにして営利を求めることが公に認められている業態でもあります．総務省の事業所業態分類においては医療業ではなく小売業と定義されていることからも，「薬局＝医療機関」としての認識を広めるには，業界全体での努力が必要かもしれません．

Ⅱ．薬局って？ 管理薬剤師って？

表1　医療業界の流れ―医薬分業から今日に至るまで

年代	出来事
1956年	●医薬分業スタート：「医師法，歯科医師法，薬事法の一部を改正する法律」の施行により，医薬分業が制度化された．
1960年	●薬事法が施行，薬剤師法が公布．
1961年	●国民健康保険法が改正され，国民皆保険がスタート．
1974年	●処方箋料が100円から500円に引き上げられる→医薬分業率が若干アップ．
1979年	●薬事法が改正され，医薬品副作用被害救済基金法が発足．
1992年	●医療法で薬剤師が「医療の担い手」と明記される． ●処方箋料が550円から740円に引き上げられる→医薬分業率が大幅にアップ．
1997年	●厚生省（当時）が37のモデル国立病院に対して完全分業（院外処方箋受取率70％以上）を指示→医薬分業率アップ．
2002年	●後発（ジェネリック）医薬品の積極的利用を促進する政策スタート（保険薬局でジェネリック医薬品を調剤した場合，2点加算）．
2003年	●医薬分業率がはじめて50％を超える． ●規制緩和により，新設薬学部が増える．
2006年	●薬学部6年制へ：学校教育法改正および薬剤師法改正により，薬学部は4年制の薬科学科と6年制の薬学科，2つの課程が設けられた．4年制課程は従来の基礎薬学や創薬科学関連の教育研究を主軸とし，6年制課程は新たに薬剤師職能教育を充実させるため，長期の病院薬局実務実習が導入された． ●医療法改正により，「調剤を実施する薬局」は医療提供施設と位置づけられた．
2009年	●登録販売者の新設：薬種商販売業が廃止，一般用医薬品を販売する資格「登録販売者」が新設され，併せて一般用医薬品の販売制限も緩和された．ドラッグストアでの一般用医薬品の売上の95％以上が登録販売者のみで販売できる第2類，第3類であったため，ドラッグストアで薬剤師を雇用しないという動きがみられた．
2012年	●処方箋様式の変更：一般名処方により，薬局でジェネリック医薬品の選択ができるようになった．
2014年	●薬事法から薬機法へ：医療の高度化，インターネット普及などの環境の変化に対応することを目的として改正された．医薬品に準ずる規制が行われてきた医療機器や体外診断用医薬品，再生医療等製品について，その特性を踏まえた規制をする，医薬品のインターネット販売規制ルールを設定する，添付文書を届け出制とするなどの内容が盛り込まれた．
2016年	●診療報酬改定により，かかりつけ薬局・薬剤師の仕組みが新たに設けられ，対物業務から対人業務への方向性が明確になった．

2 管理薬剤師とは

わが国において，薬局が何を行うところか，また薬局が時代の中でどのように変化してきたかがわかったところで，次は管理薬剤師について考えましょう．管理薬剤師とは，他の薬剤師と何が違うのでしょうか．

薬局を支えるメンバー

1．保険薬剤師とは

　保険薬局で保険調剤を行うことができる薬剤師です．薬剤師免許を取得したらすぐに保険薬局で調剤ができる，というわけではありません．勤務先を管轄する地方厚生局で「保険薬剤師の登録」をする必要があります．保険薬局では薬剤師が行う調剤行為に対して保険請求を行うため，公的な手続きを行うにあたり必要な登録といえます．一方，病院は診療全体について保険請求するため，薬剤師が調剤単独で保険請求することは考えにくく，病院内の薬局で勤務する場合は，一般的に保険薬剤師登録の必要はありません．判断に迷う場合は，個人で判断せずに勤務先や所轄の厚生局に問い合わせてみましょう．

2．管理薬剤師とは

　管理薬剤師は，薬機法によって薬局に配置が義務づけられている法的責任者です．人・物品・情報の管理や帳簿への記載などの責務があります．具体的には，薬局の構造設備の管理，医薬品の取り扱い，一緒に働くスタッフへの教育，他の医療従事者とのコミュニケーションなど，多岐にわたります．

> **（薬機法第8条）**
> 　薬局の管理者は，保健衛生上支障を生ずるおそれがないように，その薬局に勤務する薬剤師その他の従業者を監督し，その薬局の構造設備及び医薬品その他の物品を管理し，その他その薬局の業務につき，必要な注意をしなければならない．

> **(施行規則第 13 条第 2 項)**
> 　薬局の管理者は，試験検査，不良品の処理その他当該薬局の管理に関する事項を，前項の＊帳簿に記載しなければならない．

＊帳簿は薬局開設者が備える．

　一方，管理薬剤師の登録には薬剤師以外の資格は必要なく，実務経験の有無や経験年数は条件にありません．したがって，薬剤師免許を取得したばかりの新人さんでも管理薬剤師になることができます．しかしながら，管理薬剤師は薬局が法律や倫理に基づいて管理・運営されるためのキーマンですので，本来，経験のある薬剤師が務める必要があります．

　管理薬剤師を変更する場合：退職などで薬局の管理薬剤師が変わった場合，届け出が必要です（これが多美子のいっていた"書き換え"にあたります）．一般的に，雇用証明書や薬剤師免許証を持参し，変更届書を保健所に届け出ます．その後，所轄の厚生局にも届出事項変更届を提出します．これらは個人で行うものではなく，**薬局として届け出る必要があるもので，管理薬剤師が変わってから 30 日以内に届け出ます**．管轄の厚生局によって，届出書類や期限が異なる場合がありますので，事前にホームページなどで確認しましょう．

3．薬局開設者とは

　薬局の開設にあたり，その薬局の所在地の都道府県知事に許可を受けた者を薬局開設者と呼びます．薬剤師の資格がなくても，個人でも法人でも薬局を開設できます．薬局開設者が薬剤師の場合はその人が管理薬剤師となれますが，薬局開設者が薬剤師でない場合は，開設者がその薬局で勤務する薬剤師の中から管理薬剤師を指定し，管理させなければなりません．薬局開設者と管理薬剤師は，次の条文により，相互の尊重が定められています．

> **(薬機法第 8 条第 2 項)**
> 　薬局の管理者は，保健衛生上支障を生ずるおそれがないように，その薬局の業務につき，薬局開設者に対し必要な意見を述べなければならない．

> **(薬機法第 9 条第 2 項)**
> 　薬局開設者は，第七条第一項ただし書又は第二項の規定によりその薬局の管理者を指定したときは，第八条第二項の規定による薬局の管理者の意見を尊重しなければならない．

4. 調剤事務とは

　薬局スタッフの全員が薬剤師である必要はありません．薬局には調剤や服薬指導などの他に，処方箋の受付やレセプト請求，医薬品の発注などさまざまな業務が存在します．もちろん，これらの業務を薬剤師が行うことで，薬剤師が薬局運営全般を考えやすくなるなどのメリットもあります．しかし，薬剤師だけではなく異なった知識や経験をもつスタッフと一緒に働くことは，違う視点の意見を得ることができたり，薬局のサービスに反映できたりと，薬局運営上のメリットにもなる可能性があります．調剤事務員は薬局という場所において，貴重な存在といえるでしょう．

　調剤事務員には，民間の認定資格がありますが，これは必須のものではありません．ある民間講座を例にあげると，調剤報酬，レセプト請求，処方箋の流れなどの基本的な知識，また電話の取り方や接客のマナーなどがカリキュラムとなっており，一定の講習後，試験を受けて合格する，という流れになっています．もともと薬局で働いていた事務員に対し，キャリア形成やモチベーションアップのために資格取得を推奨している企業もあります．

5. 登録販売者とは

　登録販売者とは，一般用医薬品が販売できる薬剤師以外の資格です．登録販売者が販売できる医薬品は一般用医薬品のうち第2類医薬品（指定第2類含む）および第3類医薬品に限られます．また，薬剤師のもとで3年以上の業務経験を積んだ登録販売者は，第1類医薬品を販売できる店舗の管理者となることが可能となります．

　登録販売者になるには，各都道府県で開催される試験に合格し，都道府県知事の登録を受けることが必要になります．従来は受験資格として実務経験年数が求められましたが，2015年より廃止されました．薬局の事務員が登録販売者の資格を取得すれば，薬剤師不在時の一般用医薬品販売が可能になるだけでなく，事務員のモチベーション向上にもつながるでしょう．

手順書をつくろう

　一言で「薬局を管理する」といっても，管理する範囲や方法は多岐にわたります．ここでは，管理方法の一つとして手順書を作成しておくと，さまざまなメリットがあるということをご紹介します．近年では，薬歴記載ができていなかった薬局チェーンが患者さんや保険者へ返金するなどの事件が発生しました．このような事件が起こった場合，勤務薬剤師の能力不足というだけでは済まされず，その薬局の管理薬剤師の責任も問われます．そういったリスクを回避するために，サービスのレベルを一定以上に保つ「ツール」としても手順書は活躍します（表1）．

　2007年より，薬局の開設者には「薬局における安全管理体制の整備」が義務づけられています．現場で運用する管理者である管理薬剤師が主体となって調剤，監査，情報収集，医薬品保管方法などについて記載・作成することが推奨されます．

表1　手順書の作成

手順書作成のメリット	● サービスレベルが一定に保てる ● 誰がやってもできるようになる（属人化の回避）→できない人がいなくなる ● 必要以上の作業をしないことによる効率化，ミスの防止が図れる ● 文書化されていることにより，変更が明確になり周知がしやすい
手順書の項目例	● スタッフの服装 ● 店舗の清掃 ● 薬歴記載，調剤録作成の手順 ● 医薬品発注・納品の手順 ● クレーム，本社への報告 ● 災害時などにおける連絡 ● 手順書変更時の手順

知らなかったでは済まされない法律のはなし

薬局は，薬局法や薬剤師法，薬機法などさまざまな法律によって規制されています．規制は時代によって変化し，薬局を守ってくれる存在でもありますが，一方で「知らなかった」では済まされないことも少なくありません．ここでは，薬局運営において，主に関わる法規制，また見落としがちな法規制を紹介します．

法律，政令，省令って？

われわれの生活に関わる決まりやルールは，図1のような構造で存在しています．

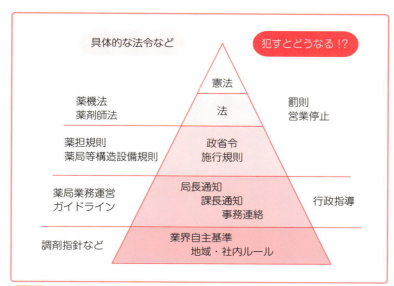

図1　法律，政令，省令のピラミッド

法律は「薬機法（医薬品，医療機器等の品質，有効性及び安全性の確保等に関する法律）」「薬剤師法」など，政令は「薬剤師法施行令」「麻薬及び向精神薬取締法施行令」など，省令は「保険薬局及び保険薬剤師療養担当規則」「薬局等構造設備規則」などと命名されており，これらに違反すると罰則規定が設けられています．

　また「ガイドライン」とは，一般的にはその業界の自主的ルール（守ることが好ましいとされる規範）や目指すべき目標などが明文化されているものという位置づけです．ただし，「薬局業務運営ガイドライン」は厚生労働省から発出されており，薬局みずからが守らなければならない目標，また各都道府県が薬局に行政指導を行う際の指針としても定められています．薬局運営に関わるものであれば，その内容を必ず知っておかなければなりません．

1. 医薬品，医療機器等の品質，有効性及び安全性の確保等に関する法律（薬機法）

　1960年に薬事法が制定され，時代の変化によって何度も改正されてきました．2014年には，インターネット販売に係る規制，添付文書の届出制などを盛り込み，安全対策の強化を行い，また再生医療等製品への規制を構築するなどし，「医薬品，医療機器等の品質，有効性及び安全性の確保等に関する法律（薬機法）」と名称を改めました．医薬品の定義や分類，医薬品を取り扱う国や都道府県，医療機関，医療従事者や製造販売業の責務などが規定されています（表1）．

2. 薬剤師法

　薬剤師の任務や業務（調剤の権利，疑義照会の義務，処方箋の保存など），薬剤師免許（2年ごとの届出義務，免許取り消しなど），国家試験（試験の実施，受験資格など）といった薬剤師全般の職務・資格について規定している法律です．

3. 健康保険法

　労働者および被扶養者の健康保険制度について定めた法律です．健康保険法に基づき，保険調剤を行う薬局や保険薬剤師は各都道府県知事の指定を受けなければなりません．保険調剤で使用される医薬品についても，ここで定められており，改正によって，患者さんの本人負担割合が変わるときもあります．

表1　薬機法の章立て

第1章	総則（第1条～第2条）
第2章	地方薬事審議会（第3条）
第3章	**薬局（第4条～第11条）**
第4章	医薬品，医薬部外品及び化粧品の製造販売業及び製造業（第12条～第23条）
第5章	医療機器及び体外診断用医薬品の製造販売業及び製造業等
第6章	再生医療等製品の製造販売業及び製造業（第23条の20～第23条の42）
第7章	医薬品，医療機器及び再生医療等製品の販売業等
第8章	医薬品等の基準及び検定（第41条～第43条）
第9章	**医薬品等の取扱い**
第10章	**医薬品等の広告（第66条～第68条）**
第11章	**医薬品等の安全対策（第68条の2～第68条の15）**
第12章	生物由来製品の特例（第68条の16～第68条の25）
第13章	監督（第69条～第76条の3）
第14章	指定薬物の取扱い（第76条の4～第77条）
第15章	希少疾病用医薬品，希少疾病用医療機器及び希少疾病用再生医療等製品の指定等（第77条の2～第77条の7）
第16章	雑則（第78条～第83条の5）
第17章	罰則（第83条の6～第91条）

太字は薬局・薬剤師に特に関わりのある項目．

　保険薬局および保険薬剤師であるということは，健康保険法で規定されている保険調剤のルールを熟知していることが前提となります．

4．医療法

　「適切な医療を効率的に提供する体制の確保を図り，国民の健康の保持に寄与すること」を目的として，医療機関の開設・管理・整備の方法などを定めた法律です．医療提供施設として「病院」「診療所」「介護老人保健施設」「調剤を実施する薬局」と明記されています．

5．保険薬局及び保険薬剤師療養担当規則

　保険調剤を行う薬局や保険薬剤師が守るべき責務を定めた厚生労働省令で，通称「薬担規則（やくたんきそく）」と呼ばれています．保険薬局の指定を受け，保険調剤を行うには，この薬担規則の順守が前提となります．

- 保険薬局が担当する療養の給付及び被扶養者の療養は，薬剤又は治療材料の支給並びに居宅における薬学的管理及び指導とする（第1条）．
- 保険医療機関と一体的な構造とし，又は保険医療機関と一体的な経営を行うことの禁止（第2条の3）．
- 経済上の利益の提供による誘引の禁止（第2条の3の2）．
- 掲示，処方箋の確認，領収書の交付（第2条の4，第3条，第4条の2）．
- 保険薬剤師は，厚生労働大臣の定める医薬品以外の医薬品を使用して調剤してはならない（第9条）．

これらのことが記載され，さらに2008年には，「保険薬剤師はジェネリック医薬品の調剤ができる体制を整備する責務がある」と明記されました．

6. 薬局等構造設備規則

薬局の設備には，「薬局等構造設備規則（やっきょくとうこうぞうせつびきそく）」という省令が関わっています．これは，薬局だけでなく医薬品や医療機器の販売業，製造業などの構造設備（その敷地内の配置や設備）について基準を定めたものです．たとえば，次のような記載があり，薬局開設の際に確認が行われます．

- 面積は19.8平方メートル以上，調剤室は6.6平方メートル以上
- 医薬品の陳列，交付場所は60ルクス以上，調剤台は120ルクス以上
- 冷暗貯蔵設備（冷蔵庫）を有すること
- 鍵のかかる貯蔵設備を有すること　など

増改築においても，この規則は当然あてはまりますので注意しましょう．ただし，薬局に従事するスタッフが気持ちよく，効率よく，ミスを起こさずに働ける職場という意味では，これらの構造設備の基準は最低限レベルと考えます．この基準を理解しつつ，より快適な職場づくりを目指しましょう．

7. 薬局業務運営ガイドライン

薬局を運営するうえでの基本的な考え方を示した，厚生労働省の局長通知です．前述したとおり，薬局開設・運営者は本ガイドラインの順守が求められています（表2）．

3. 知らなかったでは済まされない法律のはなし

表2　薬局業務運営ガイドラインの項目立て

1	医療機関，医薬品製造業者及び卸売業者からの独立について
2	薬局の名称，表示について
3	構造設備について
4	開設者について
5	管理者について
6	薬剤師の確保等について
7	医薬品の備蓄について
8	開局時間について
9	休日，夜間の対応について
10	処方せん応需について
11	薬歴管理，服薬指導について
12	疑義照会について
13	一般用医薬品の供給について
14	医薬品情報の収集等について
15	その他

守秘義務と個人情報保護法

　薬局業務が，患者さんの個人情報を扱う業務であることは，読者の皆さんも認識されていると思います．注意しなければならないのは，医療情報だけでなく個人情報も第三者に流布すれば，「個人情報の保護に関する法律（個人情報保護法）」により罰則を受けます．個人情報漏えいが故意であってもなくても，結果として守れなかった場合は，罰を科せられる可能性があるので注意が必要です．

1．守秘義務

　まず守秘義務ですが，これは刑法によって，薬剤師には個人情報保護法が施行される前から課せられていました．

> （刑法　第2編第13章　秘密を侵す罪，134条　秘密漏示）
> 　医師，薬剤師，医薬品販売業者，助産師，弁護士，弁護人，公証人又はこれらの職にあった者が，正当な理由がないのに，その業務上取り扱ったことについて知り得た人の秘密を漏らしたときは，6月以下の懲役又は10万円以下の罰金に処する．

業務上，取り扱ったことについて知り得た人の秘密＝医療情報（病名や服薬している薬など）の漏えいは，場合によっては患者さんの社会的立場を悪くする可能性もあります．取り扱いには十分注意をしましょう．

2．個人情報の保護に関する法律（個人情報保護法）

個人情報とは個人情報保護法により「生存する個人の情報であって，特定の個人を識別できる情報（氏名，生年月日など）を指す．これには，他の情報と容易に照合することができることによって特定の個人を識別することができる情報（学生名簿などと照合することで個人を特定できるような学籍番号など）も含まれる」と定義されています．

保有する個人情報の総数が5,000件を超えている事業者を「個人情報取扱事業者」といい，情報の管理が法律上で義務づけられています． 情報件数には，患者さんのものだけでなく，アルバイトやパートを含めた従業員やその家族に関する情報なども含まれます．現時点で5,000件を超えていなくても，注意が必要です．日本薬剤師会ホームページで，薬局における個人情報保護に関するセキュリティーポリシーの掲示のサンプルが入手できます（会員のみ閲覧可能なページに掲載）ので参考にしましょう．

薬局外で患者さんの個人情報や医療情報について話をすることはもちろん，薬局内でも，他の患者さんに会話を聞かれないよう，工夫をすることも大切です．また，薬剤情報提供文書や患者さんから受け取ったFAX用紙，書き損じのメモなどを破棄する際にも，情報の漏えいがないかどうか十分に注意する必要があります．

- **守秘義務と個人情報の違い**：守秘義務は「業務上取り扱ったことについて知り得た人の秘密」に限定されているのに対し，個人情報には氏名や生年月日，家族構成などの個人に関わるすべての情報が含まれます．また，個人情報は医療にかかる事業者だけを対象としているわけではありません．
- **マイナンバー制度について**：2016年1月より社会保障，税，災害対策の行政手続きでマイナンバーが必要になりました．事業者がマイナンバーを収集するために薬局長が店舗のスタッフ分を取りまとめることもあるかもしれませんが，これらの番号から個人情報が拡散する恐れがありますので，取り扱いには十分注意が必要です．詳細は，内閣官房ホームページなどを参照してください．

その他の規制

薬局運営には，業界独特の規制があります．ここでは，それらを紹介します．
- **広告の規制**：薬局の宣伝は特に禁止されていませんが，病院・診療所の前でティッシュ配りなどを行うと，薬担規則の「健康保険事業の健全な運営の確保」や「経済上の利益の提供による誘引の禁止」に違反しているとみなされる恐れがあるので注意しましょう．
- **敷地外での販売の規制**：保険薬局の登録などにおいて，業を行う構造設備として図面が登録されています．その登録された敷地以外での調剤や医薬品の販売行為は，違反とみなされることがあります．
- **接待の規制**：各業界の事業者または事業者団体が，誇大な広告表示や過大な景品類の提供を防止し，適正な事業活動を行うために定めた「公正競争規約」という自主的なルールがあります．自主的ルールといっても，これは消費者庁長官および公正取引委員会の認定を受けて設定されていますので，法的な裏づけがあります．たとえば，ほとんどの製薬企業が所属する日本製薬工業協会が定める「医療用医薬品プロモーションコード」では，次のような行為を会員会社に禁止しています．これらの行為を受けた薬局側も製薬企業が医薬品の適正使用をゆがめる恐れのある行為を行ったということで，調査，違反の確認後，行為の差し止めにとどまらず新聞での公示などの措置を受けることになります．

> - 試用医薬品を必要以上に提供する
> - 講演会などに付随して提供する飲食や懇親行事が必要以上のものである
> - 医薬品の適正使用に影響を与えるおそれのある物品，金銭類を提供する

なぜこのような決まりがあるのでしょうか？ 医療業界では，1960年頃から過剰な接待や製薬見本という名の製品提供など，製薬企業間で激しい販売競争が行われ，社会問題となっていました．1981年には，独占禁止法違反として，製薬企業らが摘発されたこともあります．このような背景をもとに，医薬品使用に関して，医療従事者に適切でない判断を誘引することなどが危惧され，医療用医薬品プロモーションコードが制定されました．これは，世界的なプロモーションに関する規範も順守しています．
- **公務員に関する規制**：国立病院や市民病院に勤務する医療従事者は公務員です．公務員は公正な職務の執行が求められており，国民の疑惑や不信を

抱くような行為を防止するためにさまざまな規則があります．

> - 国家公務員倫理法（対象は国家公務員）：金品の提供や無償でのサービス提供を受けること，利害関係者と飲食などの接待を受けること，利害関係者とゴルフ接待を受けることなどはすべて禁止されています．
> - 刑法における贈収賄罪（対象は公務員）：わいろの授与やわいろの要求は収賄罪となります．わいろを贈った側も罰せられます．

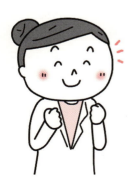

4 医薬品の管理

薬局には数多くの薬が保管されており，保管にはさまざまな決まりがあります．ここでは，医薬品の分類，そしてその保存条件や陳列方法について，整理します．

医薬品の分類

一般的に，医薬品は図1のように分類されます．

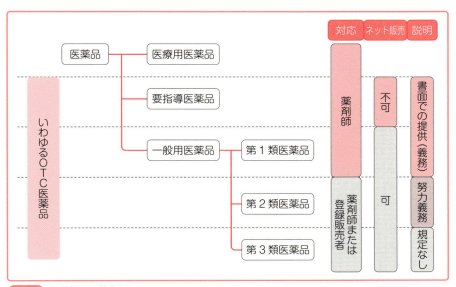

図1　医薬品の分類

1. 一般用医薬品 (OTC 医薬品)
ⓐ 第 1 類医薬品

いわゆるスイッチ OTC 薬，ダイレクト OTC 薬が含まれます．一般用医薬品の中では最も注意が必要なものです．

販売には薬剤師の対応が必要です．ただし，薬剤師の管理指導のもとでの業務 3 年以上の経験がある登録販売者は店舗管理者になることができます．また，購入者への書面を用いた情報提供を義務づけられていますが，購入者側から説明を要しない旨の意思表明があった場合は，この限りではありません（薬機法第 36 条の 10 第 6 項）．

要指導医薬品および第 1 類医薬品を販売または授与した場合は，次に掲げる事項を記載した書面を作成し，2 年間保存しなければなりません．

① 品名
② 数量
③ 販売の日時
④ 販売を行った薬剤師の氏名ならびに情報提供および指導を行った薬剤師の氏名
⑤ 医薬品の購入者が情報提供および指導の内容を理解したことの確認の結果

- **スイッチ OTC 薬**：医療用医薬品の中から使用実績があり，副作用の心配が少ないなどの要件を満たした医薬品を一般用医薬品として認可したものをスイッチ OTC 薬といいます．厚生労働省は国民のセルフメディケーション実施における選択の幅が拡がり，より効果を発揮する医薬品を国民へ提供できるとして，医療用医薬品のスイッチ OTC 化を推進しています．

  例：解熱鎮痛薬のロキソニン錠，H_2 受容体拮抗薬のガスター錠

- **ダイレクト OTC 薬**：医療用医薬品としての使用実績がない新有効成分含有医薬品を，そのまま一般用医薬品として販売したものをダイレクト OTC 薬といいます．

  例：発毛剤のリアップシリーズ

ⓑ 第 2 類医薬品

大半の一般用医薬品がこの第 2 類医薬品です．特に注意を要するものは「指定第 2 類医薬品」としており，商品パッケージに「第②類医薬品」または「第2類医薬品」と表示しています．販売および授与は，薬剤師または登録販売者が行います．代金の精算などはこの限りではありません．情報提供は

努力義務です．

c 第3類医薬品

上記以外の一般用医薬品です．販売および授与は，薬剤師または登録販売者が行います．代金の精算などはこの限りではありません．

2．要指導医薬品

いわゆるスイッチ直後OTC薬，劇薬が含まれます．薬剤師の対面による情報提供および薬学的知見に基づく指導が必要なもの（薬機法第4条第5項第3号）として，厚生労働大臣が指定します．黒枠の中に黒字で（パッケージのデザインなどにより判読できない場合は白枠の中に白字で）「要指導医薬品」と表示します．要指導医薬品は，厚生労働省のホームページより確認できます．

3．医療用医薬品

a 処方箋医薬品

薬機法第49条によって「薬局開設者又は医薬品の販売業者は，医師，歯科医師又は獣医師から処方せんの交付を受けた者以外の者に対して，正当な理由なく，厚生労働大臣の指定する医薬品を販売し，又は授与してはならない」とされていますが，薬に関わる専門家（薬剤師など）に販売するときはこの限りではありません．

b 生物由来製品

ワクチンなどの生物由来製品と，輸血用血液製剤の特定生物由来製品に分けられます．おのおのの製品の感染症伝播のリスクに応じて指定されており，生物由来製品の中でよりリスクの高いものを特定生物由来製品としています．この特定生物由来製品は，薬局での使用記録［製品名，製造番号（製造記号），患者氏名，住所，投与日］の作成・保管が求められており，記録保存期間は，20年間です．

c 劇薬，毒薬

医薬品のうち，毒性の強いものを一般の医薬品と区別し，陳列する必要があります（表1）．

d 向精神薬

「麻薬及び向精神薬取締法」では，麻薬と向精神薬の乱用を防止する目的で生産や流通について必要な規制がなされています．向精神薬は，その乱用の危険性と治療上の有用性により，第1種向精神薬，第2種向精神薬，第3

表1　劇薬，毒薬の分類

	定義	容器などの表示	陳列
毒薬	特に毒性が強い	黒地に白枠・白字で品名および「毒」の文字を記載	他のものと区別し，施錠
劇薬	毒薬よりは毒性が弱いが一般の医薬品よりは強い	白地に赤枠・赤字で品名および「劇」の文字を記載	他のものと区別する

種向精神薬の3種類に分類されています．薬局開設者は，向精神薬卸売業者および向精神薬小売業者の免許を受けた者とみなされるため，別途，免許を申請する必要はありません．保管は，薬局内の人目につかない場所で，業務従事者が実地に盗難の防止に必要な注意をしている場合以外は，施錠を行うこととされています．

近年，向精神薬を不正に入手（詐取）する目的で，不審な処方箋が持ち込まれる事件が発生していますので，カラーコピーによって偽造された疑いがあったり印影が不自然であったりする場合は，疑義照会を行いましょう．

薬局において第1種および第2種向精神薬を譲受，譲渡，または破棄したときは，次の事項を記録し，2年間保存しなければなりません．
① 向精神薬の品名（販売名）
② 数量
③ 年月日
④ 譲受・譲渡の相手方の営業所などの名称・所在地
※「薬局における向精神薬取扱いの手引き」（厚生労働省）も参照のこと．

ⓔ 麻薬

医療用麻薬は主にがん末期患者に対する緩和ケア，在宅における鎮痛薬として使用されています．薬局で麻薬を調剤するには，麻薬小売業者の免許を取得することが必要です．麻薬卸売業者の指定を受けた卸からの購入となりますので，納入には通常よりも少し時間がかかり，譲受時には麻薬譲渡証と麻薬譲受証の交換が必要です．麻薬が不足した際の薬局開設者が同一である薬局間における麻薬の譲渡は，その薬局同士が同一の都道府県の区域内にあるなどの条件を満たした場合に可能となります．

保管は，麻薬専用の固定した金庫または容易に移動できない金庫などの「鍵をかけた堅固な設備」において行います．出し入れのとき以外は必ず施錠する，帳簿残高の確認など，その薬局における運用方法を決めておきましょ

う．なお，鎮咳薬としての麻薬は家庭麻薬であり，製造された後は麻薬の取り扱いは受けません．
※「薬局における麻薬管理マニュアル」(厚生労働省) も参照のこと．

f ハイリスク薬

特に安全管理が必要な医薬品，医療従事者にとって使い方を誤ると患者に被害をもたらす薬を「ハイリスク薬」と総称し，医療者には適正かつ積極的な薬学的管理が求められます．治療域が狭く投与量などに注意が必要な医薬品，重篤な副作用回避のために，定期的な検査が必要な医薬品などが選ばれています．2010（平成 22）年度の調剤報酬改定の際，ハイリスク薬を調剤し，その服用に関して服用状況，副作用の有無などについて患者に確認を行い，かつ必要な薬学的管理および指導を行ったときに算定する「特定薬剤管理指導加算」が追加されました．

調剤室における医薬品陳列の工夫

医薬品の陳列方法における工夫は，調剤の効率アップや整理整頓だけでなく，ミスを減らすことにもつながります．

1．並べ方

a 50音順

薬剤名ごとにアイウエオ順で並べるという陳列方法です．メリットとしては，ルールが明確でわかりやすい，慣れていない薬剤師でもすぐに対応できるなどがあげられます．一方デメリットして，薬効でみると当然バラバラですので，ピッキングだけの調剤でも動作量が多くなってしまうという点があげられます．

原則としてアイウエオ順で陳列し，糖尿病薬や抗てんかん薬などのハイリスク薬は陳列を分けて注意喚起を促すなどの工夫を加えてもよいでしょう．

b 薬効順

降圧薬，抗生物質，鎮咳薬，鎮痛薬…などの薬効分類に分けて陳列する方法です．ピッキング時の動作は少なくて済むことが多く，効率的です．ただし，新人薬剤師など慣れないうちは対応しづらいことが多く，どこに在庫しているかを示した棚割り表をあらかじめ作成しておくといった工夫をするとよいでしょう．

c 頻出順

ロケーション管理とも呼ばれ，在庫管理などに用いられている手法です．あらかじめ棚番にロケーションを割り振り，コンピューターに処方箋の入力を終えると棚番の指示が出るようにしておき，それにしたがってピッキング作業を行います．メリットとしては，薬の配置を覚える必要がなくピッキングミスを従来の1/10に減らせる，処方頻度の高い薬を手元に配置し一緒に処方される薬の組み合わせを近くに並べることができる，作業を標準化でき，発注に至るまで新人でも効率よく作業できるなどがあげられます．しかし，棚番との連携が命綱であるため，メンテナンスが必須であること，また処方箋入力から在庫管理，在庫の配置に至るまで一括でシステム管理するため，システムへの初期投資が必要です．

2．調剤のための工夫
a 規格違いや名称が似ている医薬品のアラーム

一定のルールで医薬品を陳列し，調剤に慣れてきたところで調剤ミスは起こりやすくなります．油断や余裕が生まれるときこそ注意が必要です．ピッキング時に名称や規格の間違いを防ぐために，調剤棚にアラーム（注意喚起になるもの，図2）をつけるとよいでしょう．

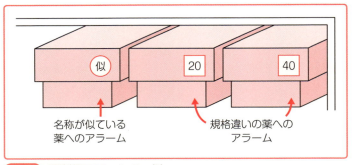

図2 調剤棚アラームの一例

また，調剤過誤には薬袋や情報提供書類の記載間違いも含まれます．処方の入力ミスは，医薬品名の先頭の文字が同じもので起こりやすいといわれています．調剤棚だけでなく，入力時にも注意をする必要があります（表2）．

表2　名前が似ている医薬品の一例

アスピリン（抗血小板薬）	⟷	アスベリン（鎮咳薬）
グリミクロン（血糖降下薬）	⟷	グリチロン（グリチルリチン製剤）
セレネース（抗精神病薬）	⟷	セレナール（抗不安薬）
ノルバデックス（乳がん治療薬）	⟷	ノルバスク（カルシウム拮抗薬）
ヒスロン（女性ホルモン製剤）	⟷	ヒスロンH（乳がん・子宮がん治療薬）
ブレディニン（免疫抑制薬）	⟷	プレドニン（副腎皮質ステロイド薬）

b バーコード活用

　2015年7月より，医療用医薬品では従来のJANコードに代わり，GS1 DataBarという新バーコードが義務づけられるようになりました．GS1 DataBarとは，包装規格やmg数だけでなく，製造ロットや有効期限といった商品属性までを含んだ情報が印字できるバーコードのことです．原則として販売包装単位（個包装）および調剤包装単位（PTP1枚，アンプル1本など）に印字され，医薬品取り違い事故の防止やトレーサビリティを明確にすることを目的に導入されました．効率的に在庫管理ができるというだけでなく，監査の際にバーコードリーダーで処方，入力，調剤した医薬品のすべてに間違いがないかを確認し，記録することもできます．

c 予製

　調剤時間を短縮することなどを目的に，患者さんの少ない時間帯などにあらかじめ散剤や軟膏剤，一包化などの調剤を準備しておくのが予製です．一定の割合でよく出る処方があるのであれば，予製しておくことで調剤の効率化につながります．ただし，処方が止まり廃棄しなければならなくなる危険性もあるので，予製の量には十分注意しましょう．また予製を行うことで，処方の変更に気づかないなど，監査が甘くなることがありますので，薬局内で各業務の手順を確立しておくことが必要です．1日3錠の薬は21錠と42錠，1日6錠の薬は42錠と84錠などとあらかじめ輪ゴムでまとめておくことで調剤時間を短くすることもできます．

d ロット管理

　一度に製造する特定数の製品単位を一般的に「ロット」といいます．医薬品の場合，製薬企業ごとの付番方法によってロット付番が行われ，ロットごとに使用期限が設定されます．卸の在庫状況などにより，納品されるロットの使用期限が前後することがあります．できるだけ在庫を有効活用するために

も，使用期限の短いものから使用するようにしましょう．また，製薬企業による医薬品の回収が行われた場合，回収対象に該当しているかどうかはロットで判明するようになっています．個装箱開封後も，使用期限とロット部分を切り取るなどしてロット番号がわかるようにしておくとよいでしょう．

医薬品の保存条件

　医薬品の品質確保の観点から，製薬企業の製造所から出荷され患者さんに手渡すまでの温度，湿度，遮光などの保存条件に留意する必要があります．医薬品には有効期限が設定されていますが，その期限は定められた保存条件で保存されていることが前提です．保存条件は，医薬品の個装箱や添付文書に記載されています．

　温度条件：多くの医薬品（特に固形製剤）の保存条件は「室温保存」です．下記のとおり，「室温」とは日本薬局方で1〜30℃と定められています．よって調剤室内は1〜30℃に保つべきであり，最適なのは標準温度である20℃前後と考えられます．始業前に保存条件がきちんと確保できていることを毎日ノートなどに記録して残すことが望まれます．

> **（日本薬局方 通則第15項）**
> 　標準温度は20℃，常温は15〜25℃，室温は1〜30℃，微温は30〜40℃とする．冷所は別に規定するもののほか1〜15℃の場所とする．

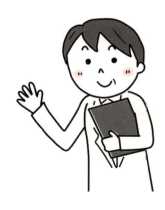

5 医薬品情報の収集

医療は日々進歩しています．薬局は医薬品の情報を収集し，患者さんや医療従事者にタイムリーに情報を提供できる体制を整えていることが望まれます．さらに薬局長は，医薬品情報を薬局スタッフで分担して収集し，周知させ，スタッフ全員がある一定のレベルで，患者さん一人ひとりに合わせた適正な薬物療法や安全管理を図ることを薬局の業務として行う責務があります．これらの活動を「DI（drug information）業務」と呼びます．最近ではインターネットの活用により，より迅速に，確実な医薬品情報の収集ができるようになりました．

医薬品情報の種類

2008年より，基準調剤加算の条件として保険調剤の施設基準の中に，「インターネットを活用して情報収集を行うIT環境を整えている」という要件が盛り込まれました．

また，医薬品医療機器総合機構（Pharmaceutical and Medical Devices Agency：PMDA）の2013年の調査により，全体の約8割の薬局が，「よりよい監査をするためには，最新の医薬品の安全性情報を把握することが必要である」と回答していることがわかっています．

医薬品情報とは，とても幅広い情報を指します（図1）．ここでは，その中でも最も重要と思われる4つの情報について説明します．

1．安全性情報

安全性情報とは，主に医薬品の副作用や相互作用に関する情報です．医薬品を使用する際には，治療における有効性を目的として使用されることはもちろんですが，一方で安全性の確認を怠ると，命の危険にさらされることになります．医療全般の中で，その番人になりうるのが薬剤師であり，薬局の大きな役割の一つです．

治験などの開発段階では医薬品投与が短期間であること，また投与人数も少ないことなどから，発売時点までに収集できる安全性情報は限られてお

Ⅱ．薬局って？ 管理薬剤師って？

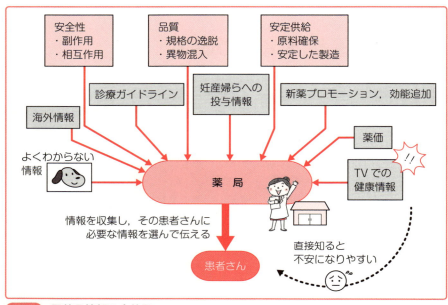

図1　医薬品情報の全体図

り，臨床で使用される中でその情報は変化していきます．安全性情報のリスクなどに応じて，さまざまな媒体が存在します（46頁，**表1**参照）．

2．品質情報

　医薬品の品質評価は，溶出試験などの安定性試験によって定められます．この溶出規格を逸脱した場合や見た目に不安な点がある場合，何らかの汚染があると発覚した場合などに，国や都道府県が回収命令を発動したり，あるいは製薬企業が自主回収をしたりします．

　「ロット」「製造番号」の単位で回収などが行われることがありますので，国や製薬企業からの情報を収集し，薬局で取り扱いのある医薬品が該当した場合は，速やかに回収の指示に従います．回収よりも報道が先行してしまった場合は，患者さんが不安になることもありますので，情報収集のスピード感も重要です．

3．安定供給情報

　医療用医薬品として薬価収載されたということは，製薬企業に日本全国に

流通させる義務が生じるということです．しかしながら，一部のジェネリック医薬品では原薬の供給が不十分になったり，採算性の問題で発売中止になったりするなどで，市場への安定供給が確保されないといった事態などが発生しています．そういった場合には，異なる製薬企業の医薬品に変更を行うことを検討しますが，患者さんは，今までと違う薬をもらうことで不安になってしまう可能性があります．日々の業務の中で，製薬企業の対応などをチェックして発注の際に役立てるとよいでしょう．また，厚生労働省が「後発医薬品の安心使用促進アクションプログラム」として国および関係者が行うべき取り組みを明確にし，公表していますので，一読しておくことをおすすめします．

4．新薬や適応追加などの情報

　医療用医薬品は承認後，薬価収載（新薬は年に4回，ジェネリック医薬品は年に2回）され，保険請求が可能になります．保険薬局として，適応（効能・効果，用法・用量）が追加になった場合には情報を収集し，スムーズに保険調剤できる体制を整える必要があります．

　製薬企業の医薬情報担当者（MR）が積極的にプロモーションを行い，パンフレットなどをもらうこともありますが，そこに記載されている情報はバイアスがかかっている（選りすぐりの情報である）可能性があるため，情報を補完するためにも，インタビューフォームや添付文書，審査報告書などを入手し，客観的に判断するようにしましょう．

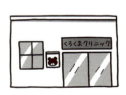

これだけは押さえよう！医薬品情報の収集

まずは効率よく，定量的に，最低限の情報収集を確保しましょう（表1）．

添付文書が改訂された際は，一定期間内にPMDAのホームページに掲載することが製薬企業の努力義務になりました．製品と一緒に封入されている添付文書は最新情報とタイムラグがある場合がありますので，最新情報を調べたい場合はPMDAホームページから検索するとよいでしょう．最近では，添付文書検索だけでなく，個々の新医薬品の承認に係る審査報告書，厚生労

表1 医薬品情報の収集

	情報の種類	提供者	入手先
安全性情報	●緊急安全性情報（イエローレター） 緊急に安全対策上の措置をとる必要がある情報．国民（患者）向けの資材あり．	製薬企業	①②
	●安全性速報（ブルーレター） 緊急安全性情報に準ずる情報．国民（患者）向けの資材あり．	製薬企業	①②
	●使用上の注意改訂情報 厚生労働省指示による改訂分はPMDAのホームページに掲載されるが，すべて掲載されるわけではない．	製薬企業	①②
	●医薬品安全対策情報（drug safety update：DSU） 「使用上の注意」改訂に関する情報．日本製薬団体連合会により年10回発行され，DMとして薬局に届く．	日本製薬団体連合会	①③
	●重篤副作用疾患別対応マニュアル（医療従事者向け，患者・一般の方向け） ●副作用が疑われる症例報告に関する情報	厚生労働省	①
品質情報	●回収情報 健康への危険性の程度によりクラスⅠ，Ⅱ，Ⅲに分類される．	製薬企業	①②
総合情報	●添付文書 医薬品の承認内容に基づいて作成されている，基本的な情報源の一つで，唯一の法的根拠のある公的文書．	製薬企業	①②
	●インタビューフォーム 添付文書では網羅できないことを補完する役割を担う文書．日本病院薬剤師会が提案する記載要領に基づいて作成される．	製薬企業	①②
	●製品情報概要 適正使用を図るために作成された情報	製薬企業	②

入手先：①PMDAホームページ，②製薬企業ホームページ，③郵送．

働省から関係各方面へ通知された個々の医薬品の再審査報告書も同じページで検索できるようになりました．

「医薬品医療機器情報配信サービス（PMDA メディナビ）」の活用：医薬品・医療機器の安全性に関する特に重要な情報が発出された際に，ただちにその情報をメールによって配信してくれるサービスです．医療機関としてはもちろん，医療従事者個人でも登録が可能です．一定以上のリスクのある使用上の注意改訂（副作用や相互作用などの追記），回収情報，承認情報などが含まれます．医薬品・医療機器などの重要な安全性情報を迅速に入手することができ，保健衛生上の危害発生の予防や防止に役立ちます．

積極的に情報を収集しよう

1. 医療用医薬品の承認審査情報

前述のとおり，PMDA のページから個々の新医薬品の承認に係る審査報告書などを取りまとめ，PDF 化したものや，厚生労働省から関係各方面へ通知された個々の医薬品の再審査報告書を取りまとめ，PDF 化したものを検索することができます．

2. 論文検索サイト

医薬品に関し，製薬企業だけでなく薬局を含む医療機関，教育機関においてさまざまな論文が出されています．

a PubMed

米国立医学図書館内の文献検索システムで，NCBI（National Center for Biotechnology Information）が，医学・生物学分野について無料で MEDLINE を一般公開しています．医師や研究者に最も使われており，かつ最も新しい知見が得られるサイトです．日本語で検索可能な「PubMed 日本語訳」サイトもあります（http://www.ncbi.nlm.nih.gov/pubmed）．

b J-STAGE

文部科学省所管の科学技術振興機構（JST）が運営する国内最大級の電子ジャーナル発行・公開システムです．国内における医学・薬学関連の学会誌，医学系専門雑誌が数多く収載されており，日本語文献の情報に強いサイトです（https://www.jstage.jst.go.jp/browse/-char/ja）．

c JAPIC

日本医薬情報センターが運営する情報提供サービスです．一部有料のもの

もあります（http://www.japic.or.jp/）．

d 日本ジェネリック製薬協会ホームページ

ジェネリック医薬品に関する文献検索サイト（http://system.jga.gr.jp/literature/）です．

e Google Scholar

Googleが運営している無料学術文献検索サービスです．論文だけではなく，出版物や臨床報告など検索キーワードに基づくアカデミックな情報が検索できます（http://scholar.google.co.jp/）．

f 診療ガイドラインに関する医療情報

診療ガイドラインとは，米国医学研究所によると「医療者と患者が特定の臨床状況で適切な判断を下せるよう支援する目的で，体系的な方法に則って作成された文書」のことです．従来は個人的な経験に基づいて診断，治療法の選択がなされることがありましたが，現在はEBM（evidence-based medicine，根拠に基づく医療）が重要視されます．診療ガイドラインは，各分野の専門家が複数人で合議し，EBMを吟味しながら丁寧に作成されます．ガイドラインと名称がつけられている書籍は多数ありますが，その中から科学的根拠に基づいた診療ガイドラインを選定し，日本医療機能評価機構医療情報サービス事業（Minds）ホームページで情報提供を行っています．

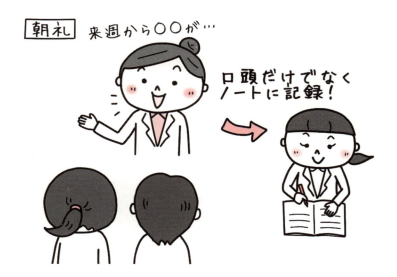

収集した記録を残し,共有しよう

医薬品情報を収集し,朝礼などでスタッフに周知した……つもりになっていても,残念ながら口頭ですとそれが徹底できていないことがあります.ぜひ薬局内でノートをつくり,記録を残しましょう.情報共有のツールとして役立つだけでなく,行政の監査を受けた際にも情報収集を行った証拠となり,重宝すると思います(図2).

日付	収集者	有無	内容(概要)	確認印
10/1	田中	有・㊀	―――	㊞水嶋 ㊞山口
10/2	田中	㋴・無	ミズブラゾール,PTPデザイン変更(メーカーより)	㊞水嶋 ㊞山口
10/3	水嶋	㋴・無	タミックス,使用上の注意改訂(傾眠追記)	㊞田中 ㊞山口
10/4	田中	有・㊀	―――	㊞水嶋 ㊞山口
		有・無		
		有・無		

図2 情報収集記録ノートの例
日付,担当者,情報の有無,内容,確認済み印の欄をつくりましょう.共有するような情報がなかった場合も,毎日チェックしているという証拠になるため,「情報なし」という旨を記入することが望ましいでしょう.

第Ⅲ章

Pharmacy Management

店舗の数字を みてみよう

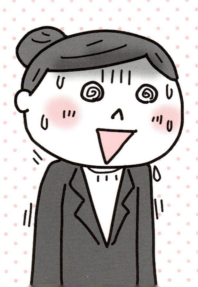

Ⅲ. 店舗の数字をみてみよう

Episode 3
はじめての薬局会議！
数字報告にしどろもどろ…

今日は本社での薬局会議の日――
毎月1回 各薬局の薬局長が集まり
それぞれの問題点や出来事について
話し合います

早く入っておいで

ザワ ザワ

初参加の私は緊張気味です…

どうしよーっ
もっと引き継ぎちゃんと聞いておけばよかった

うーっ 失礼します ドキドキ

でも報告書は羽鳥さんが作ってくれたんだし…

ベテラン事務員

大丈夫だよね

それでは薬局会議を開催します

まずぱんだ薬局さんから報告お願いします

前年度の売上は 1,652万円
前年比 7%増
薬剤購入費は 1,120万円でした

うわーっ すごくしっかりしてる

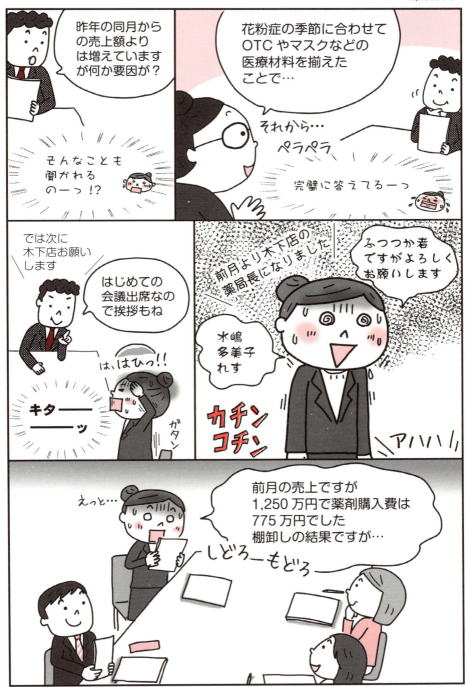

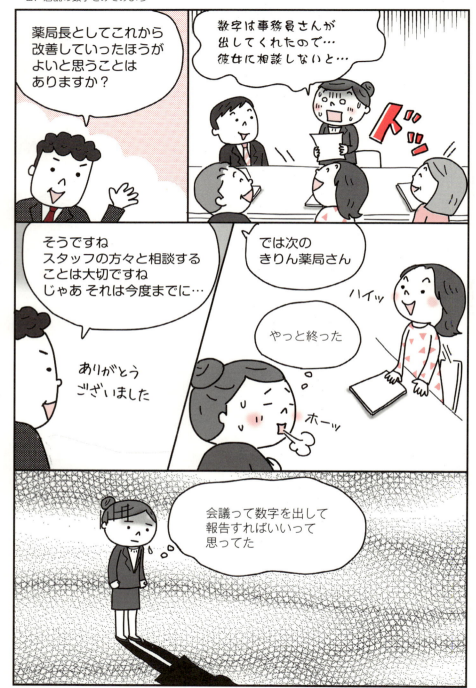

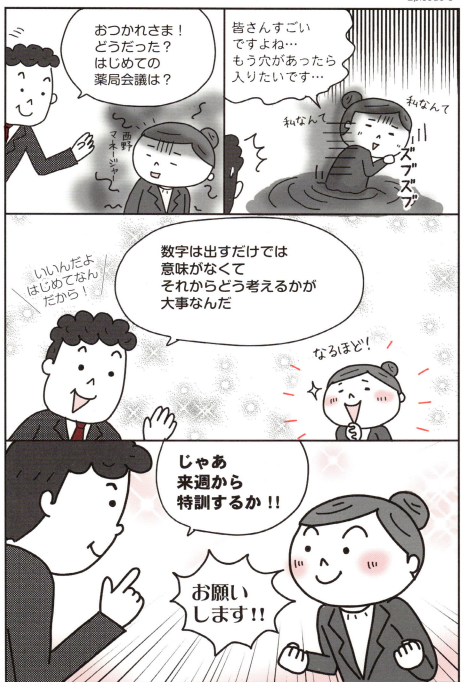

Ⅲ．店舗の数字をみてみよう

1 知っておくべきお金のキホン

多美子は，はじめて薬局長として会議に出席しました．そこで，数字をただ報告するだけではダメだと感じたようです．なぜ，薬局長が売上やその他の数字が示す意味や背景を知る必要があるのでしょうか？

薬局長が，なぜ数字？

　薬局長とは，管理薬剤師という法的に認められた薬局の責任者であると同時に，店舗運営のリーダーでもあります．地域や患者さんのための薬局づくりを行っていくには，経営者（薬局開設者）任せにするのではなく，現場を最もよく知る薬剤師が，それらを具体的に考えられるようになることが重要です．今後どういったサービスを提供していくのか，その結果が患者さんに受け入れられるのか，改善するべき点は何か……．さまざまな面において，PDCA（Plan-Do-Check-Action）サイクルを利用して，計画→実行→分析→改善を行うことが望まれます（図1）．

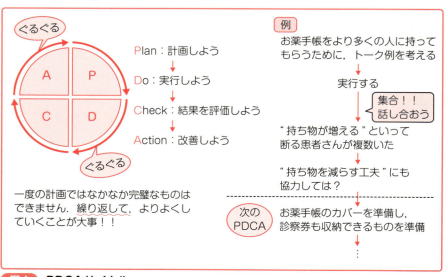

図1　PDCAサイクル

その重要なツールとなるのが「数字」です．数字は具体的かつ客観的な結果を示してくれます．たとえば，自分が提案したサービスについて，みずから「これはよいアイディアだ！」と思ったとしても，それが本当に万人に受け入れられるかどうか，主観的な見方を除いて客観的に評価することは意外とむずかしいものです．そこで数字が登場します．本当によいアイディアなのかどうかは，目標としていた数字と結果とを比較することで判断できます．周囲の人間を説得するときに，言葉や思い，情熱ももちろん重要ですが，それだけではうまく進められない場合，数字はあなたの味方になってくれる力強い存在なのです．

　では，薬局運営には具体的にどのような数字が存在しているのか，みていきましょう．

売上，粗利，営業利益って！？

　皆さんも小学校や中学校へ通っていたときには通信簿がありましたよね．「損益計算書」と「貸借対照表」（図2）に代表される「財務諸表」は，よく「会社の通信簿」と呼ばれます．

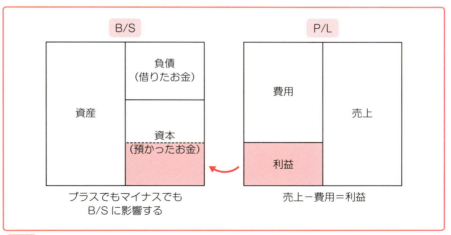

図2　貸借対照表（B/S）と損益計算書（P/L）

> **損益計算書（profit and loss，略称 P/L）**：「一定期間における収益と費用の関係を示した表」です．売上額から費用を引いて，収益を出すことができます．1ヵ月単位や1年単位で出すことができます．
> **貸借対照表（balance sheet，略称 B/S）**：「会社が事業資金をどうやって集めて，どのような形で保有をしているかを示す表」です．ある一時点での企業の財政状況を把握できます．

　どうして薬局運営に会社の財務諸表が関係するの!? と思われるかもしれません．実は，損益計算書は薬局店舗ごとにも存在します．ここでは，損益計算書を中心にみていきましょう．図3にミネルバ薬局木下店の損益計算書を示します．

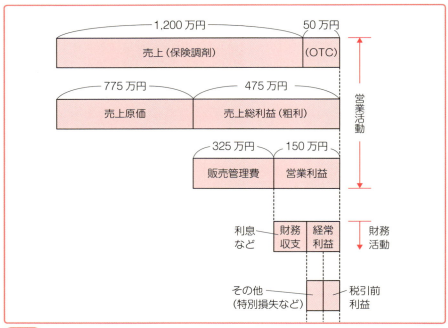

図3 木下店の損益計算書

1. 知っておくべきお金のキホン

まず，ミネルバ薬局木下店の売上額は1ヵ月間でみると，

1,200万円　　　　＋　　　　50万円　　　　＝　　　1,250万円
（保険調剤の売上額）　　（OTCなどの売上額）　　　　　（総売上額）

その中で，仕入れにかかった費用「売上原価」を引くと，

1,250万円－　　（750万円　　＋　　25万円）　　＝　　475万円
（総売上額）　（保険調剤の売上原価）（OTCなどの売上原価）（粗利，売上総利益）

これが，「粗利（あらり）」や「売上総利益」と呼ばれる数字です．薬剤の仕入れを絞る，不動在庫を他店舗に移動させるなどの行為は，仕入れ額を減らす＝売上原価を減らすことになり，粗利を出すことにつながります．
　売上総利益の下に「販売管理費」と呼ばれる項目があります．これを粗利から引いたものが「営業利益」です．

475万円　　　　－　　　　325万円　　　　＝　　　150万円
（粗利）　　　　　　　（販売管理費）　　　　　　（営業利益）

販売管理費・営業利益の下には，受取利息を加え，支払利息を引いた「経常利益」やそれからさらに特別損失を引いた「税引前利益」がありますが，銀行とのお金のやり取りなどが関わってきますので，これは言葉を紹介するだけにとどめます．なお「販売管理費」には，**表1**のような項目が含まれます．

表1　薬局における販売管理費

項目	例
人件費	正社員やパートスタッフの給与，福利厚生費
家賃	薬局店舗の賃貸料．別途休憩室を借りている場合はそれも含む
光熱費	電気代，水道代，ガス代などの料金
通信費	電話，FAX，インターネット代
発送費	郵便や宅急便にかかる費用
備品・消耗品費	筆記用具やノート，白衣そのものや白衣のクリーニング代も含む
会議費	会議や打合せなどにかかる費用．飲食代を含むが，上限があるため注意
減価償却費	大きな出費があった際，一時の支出を何年かに分けて費用化することたとえば，棚の設置や分包機の購入などで用いられる

減価償却費は，会社で購入した設備の費用を分割して償却（目減り）させていくものなので，これは薬局長が管理できる範囲を超えているかもしれません．販売管理費は売上の大小にかかわらずかかる経費ですので，「固定費」とも表され，一方で仕入れ額である売上原価は，売上の大小によって費用も増えますので「変動費」とも表されます．

　一般的に，店舗の責任者は営業利益に責任を負っているといわれます．会社によってやり方はさまざまだとは思いますが，薬局長も店舗の責任者として変動費である売上原価，固定費である販売管理費を管理する一定の権限と責任があります．

　処方箋枚数を増やし（売上増），薬の仕入れ額（売上原価）を抑えたら営業利益が上がるんだな．なんだカンタンカンタン！　と思うかもしれません．しかし，想像してみてください．在庫を抑えすぎて，処方箋に記載された医薬品が提供できないなどということになったとしたら，患者さんの自宅まで郵送するための費用や時間，発注をかけたりするなどで二度手間が増え，残業代もかさみ（なおかつスタッフの心労もたまります），継続して運営できる状態にはなりません．薬局のマネジメントは，在庫を減らそうという一点だけに偏ったアイディアでは前述のような思わぬ負担増につながることがありますので，**瞬発力も大事ですが，バランスをとって継続的にできることを判断するというのも大事なのです．**

　では，ここで少しだけ戻って，貸借対照表（57頁，**図2**参照）について説明します．これは，さらっと知っておくだけで十分です．

　正方形の左側をお金の使い道（資産），右側をお金の出所（負債・資本）として表し，左右のバランスをとることから「バランスシート」と呼ばれます．これによって，会社がどのくらい資産をもっているのか，どのくらいお金を借りているのかがわかり，他者がその会社を評価するための指標になります．

　たとえば，在庫は常に動いているものですが，一時点での状態を把握するために会計年度末に棚卸しを実施し，店舗の在庫金額を確定させています．これは流動資産の棚卸資産として計上されます．在庫が不要に多いと，バランスシートの左側である資産の項目がふくらみ，それを購入するための不要な資金が必要になっているということになります．

　機会があったら，自身の会社の貸借対照表と損益計算書をみてみましょう．自身の行動が数字になって表れていると思うと，少し違ったみえ方ができるかもしれません．

1. 知っておくべきお金のキホン

　薬局長は，営業利益に責任を負う立場である，言い換えれば営業利益をコントロールすることができます．では，次からはその営業利益をより立体的に理解するために，薬局において具体的に考えるべきお金の流れ，在庫などについて考えていきましょう．

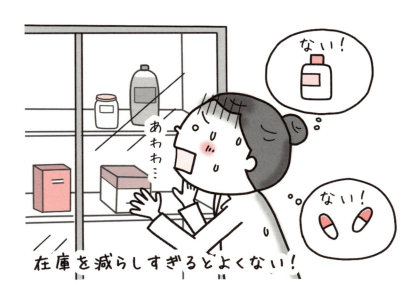

Ⅲ．店舗の数字をみてみよう

2 薬局におけるお金の流れ

商品を仕入れて売る，という流れは他の小売業と変わりませんが，保険調剤は，薬局でサービスの価格を自由に設定できないことや患者さんから直接支払われる代金がすべてではないことなどの特殊な点がいくつかあります．ご存知の方も多いとは思いますが，復習をかねて，ここでは薬局におけるお金の流れとその特殊性について説明します．

点数と薬価

薬局における保険調剤の報酬は，調剤報酬と薬価からなります．

1．調剤報酬と点数

保険診療による処方箋によって調剤をする場合，国が決めた金額表に則って患者さんの負担などの計算をします．この金額表が調剤報酬です．調剤報酬は基本料，調剤料，薬学管理料に分けられます．

また，医薬品の仕入れの際は「円」で支払いますが，収入は，調剤報酬として「点数」で計算したものを「円」に換算することで得られます．原則として「1点＝10円」で，五捨五超入といい，5より下は切り捨て，5を超える数は切り上げます．つまり，12円は1点，36円は4点と換算されます（図1）．

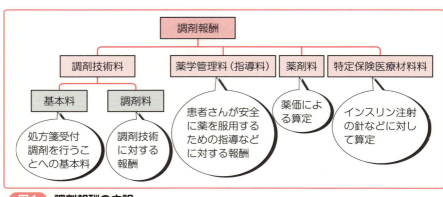

図1　調剤報酬の内訳

2. 薬　価

　医療用医薬品の公定価格のことを「薬価」といいます．薬価は国で決められたルールによって定められ，同じ医薬品であれば，全国同一価格で患者さんに提供されます．そのルールや薬価の改定が2年に1度，主に4月に行われます．新医薬品の薬価では，先に発売されている医薬品にはない新規性があれば加算がついたり，同成分のジェネリックが多い場合は薬価が下がったりと，国の政策などによっても左右されます．薬価改定の際は大多数の薬価が引き下げられてしまうため，在庫金額が一瞬にして下がります．それはつまり，資産価値が下がることだとも考えられますので，改定前には在庫を絞り込む必要があります．

入金のタイムラグ

　保険調剤は，収入と支払いの間にタイムラグが生じます．

1. 保険調剤の収入

　保険調剤の収入は，主に患者さんの窓口支払い分である一部負担金と，保険者に請求した保険給付金に分けられます．月末に売上を締め，主に1ヵ月分を1週間以内にまとめ，レセプト請求を行います．レセプトの提出から現金化されるまで2ヵ月以上かかり，レセプトに不備があった場合に審査支払機関から差し戻される返戻（へんれい）などがあれば入金に1年近くかかる場合もあります．保険給付金は保険調剤の収入の8割程度を占めるため，レセプト請求はとても重要な業務です．

　保険請求の間違いを防ぐための工夫：処方箋と一緒に保険証を毎回確認できるよう，声かけや薬局内の掲示などで患者さんに協力してもらう体制を構築しましょう．「おや？」と思うことがあれば，すぐ疑義照会しましょう．疑義照会を行った内容や返戻を受けた内容もスタッフ間で共有します．投与日数制限のある医薬品などは，処方箋入力者にも掲示やメモ（図2）で注意喚起しましょう．

Ⅲ. 店舗の数字をみてみよう

```
┌─────────────┬─────────────┬─────────────┐
│  14日制限   │  30日制限   │  90日制限   │
├─────────────┼─────────────┼─────────────┤
│   A薬       │   C薬       │   E薬       │
│   B薬       │   D薬       │   F薬       │
│    ⋮        │    ⋮        │    ⋮        │
└─────────────┴─────────────┴─────────────┘
投与日数制限を超えている場合は，理由があれば入力
すること．なければ疑義照会！
```

図2 投与日数制限のある医薬品への注意喚起メモ（例）
パソコン入力を行う場所の近くに貼っておくとよい．

2．保険調剤の支出

　主に保険調剤を行う薬局においては，売上のうち医薬品の支払いが6割以上を占めることが多いようです．収入の8割程度が2ヵ月以上先に入ってくるのに対して，医薬品の仕入れ先への支払いは交渉次第です．医薬品を仕入れている卸に対して，支払いサイト（支払いまでの期限）と，配送回数や値引き割合について交渉を行います．薬局長がこの交渉を行うことはあまりないと思いますが，配送回数や卸のサービスが支払い交渉の材料になる可能性があるということは知っておきましょう．

薬局において，何を考えるか

　ここまで，薬局の収入と支出の流れなどを説明してきました．さて「では，どうすればよいのか？」ということを考えてみましょう．こういうときは，できる限り簡単に考えてみることが肝心です．
　まず利益というものの考え方は，次のとおりです．

　　利益＝売上－費用

　利益を上げる場合は，売上を上げるか経費を下げるかを考えます（図3）．

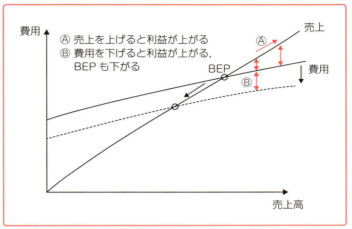

図3 売上と費用の関係

BEP（break-even point）：損益分岐点．売上と費用が同じになる点．

1. 売上を上げる

薬局の売上は，**図4**のように表されます．

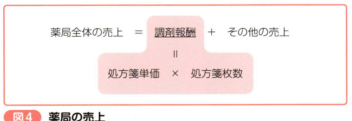

図4 薬局の売上

a 処方箋単価を上げる

　保険薬局において，スタッフの努力によって処方箋単価を上げることは容易ではありません．ただ，基本料，調剤料，指導管理料のうち，指導管理料を「きちんと加算する」ことはできます．加算要件などをスタッフ間で確認し，漏れはないか，新たに取り組めることはないか（在宅医療への取り組みなど）を検討してみましょう．そのための教育・研修が必要と感じた場合には，上司に相談しましょう．

b 処方箋枚数を上げる

　そんなもの，立地や処方日数で決まってしまうのでは？　などと落ち込んでいる場合ではありません．あなたの薬局は，患者さんの「かかりつけ薬局」になっていますか？　かかりつけ薬局とは，その人の，またはその人の家族の健康コンシェルジュ，つまり健康に関わる大小の相談を丸ごと引き受ける薬局になるということです．結果的に処方箋枚数アップも期待できます．もしも，かかりつけ薬局としての機能がまだ果たせてないなと感じたら，「どこの医療機関にかかっても，この薬局に必ず処方箋を持ってこよう！」と思わせるようなサービス体制（服薬指導，待ち時間対策など）を構築しましょう．また，かかりつけ薬局をもつことによって他科受診や過去の調剤履歴をしっかり管理でき，健康被害を防ぐことができること，より総合的に健康に関わる情報を提供できるようになるなどのメリットを折に触れて患者さんに伝えてみましょう．

　「ここに薬局があります！」ということを地域の皆さんにアピールすることも意外に大切です．むずかしく考えず，毎朝の掃き掃除や近所の方への挨拶など，基本的なことから始めてみましょう．

c その他の売上を上げる

　健康食品やその情報を薬局内に充実させることは，患者さんの待ち時間対策や薬局としての魅力アップにもつながります．季節に応じた関心事について対策グッズを用意する（例：夏は熱中症対策，冬はインフルエンザ予防など）といった，行くと何か情報が得られる"楽しみ"が加わると，商品の購買にもつながります．

2．経費を下げる

　次に，経費を下げることで利益を上げることを考えてみます．まず薬局における経費には，一般的に大きな順に次のようなものがあります（59頁，**表1**も参照）．
- 医薬品の仕入れ費（売上原価）
- 人件費
- 物件の家賃や機器のリース代
- その他の経費（電話代，発送費，備品代など）

　これらを削減することで，利益が上がる可能性があるということです．この具体的な考え方や方法は，次項でみていきましょう．

在庫を調整してみよう

医薬品の在庫は，薬局における経費の中で最も大きなウェイトを占めます．在庫を調整することは，薬局運営において重要な項目です．

在庫をどう考えるか

　雑貨の小売店などにおいて，在庫がなければ販売機会の損失になりますが，調剤薬局では，目の前にその医薬品を必要としている患者さんがいますし，調剤応需の義務がありますから，在庫を絞りすぎる（意図的に在庫金額を下げる）と薬局としての責務を果たせません．

　一方で，医薬品には使用期限が設定されています．医薬品だから，在庫がないと患者さんが困るから，といって余分にストックしていては，期限が切れてしまって在庫破棄が増え，経営困難に……という事態に陥りかねません．調剤薬局では適正な在庫を確保し，運営し続けることが望まれます．

　在庫の調節にはどのような方法があるか，それにはどのようなメリット・デメリットがあるかを考えます．

1．出庫分を発注する

　最も初歩的な在庫管理方法です．開局時の処方出庫が安定していない時期にはこの管理方法が適しています．レセコン（レセプトコンピューター）で出庫された分を確認することもできますが，開封した医薬品の個装箱をとっておき，その分を発注するという方法もあります．ただし，この方法ですと，箱を捨ててしまったり，また在庫が残っているけれども箱が廃棄されていなかったりする場合に発注漏れとなることがあるため，この方法「だけ」で管理するには注意が必要です．在庫を絞りづらいというデメリットもあります．

2．棚ごとに担当を決める

　初歩的かつ原則的な在庫管理の方法の2つ目が，人の目で見て発注をするという方法です．店舗が大きくなり在庫数が増えると，棚ごとに担当者を振

り分ける有用性が増します．この方法のメリットとして，医薬品ごとの個別事情を把握しやすくなる，需要予測が向上するなどがあげられます．また，スタッフの在庫認識の教育にも適しています．しかし，発注点を設定するなど，ある程度のルールを薬局内で決めておかないと，個別に管理・発注しますので在庫金額のばらつきが出てしまいます．また，他の方法に比べて労力が必要とされます．

3．発注点の設定

たとえば「在庫数が150錠を下回ったら300錠発注する」と決めてしまう方法です．いったん決まってしまうと，発注するかどうかを考える時間や手間が省けますので，発注業務をルーチンワークとするには，おすすめです．ただし，この方法は単価の安い薬や需要が安定している薬には適していますが，高額な薬や少人数しか使用しない薬の場合には，過剰在庫になりやすい傾向がありますので注意が必要です．定期的に発注点（これを下回ったら発注するとする数量）を見直し，医薬品によっては個別対応としてもよいでしょう．発注点，発注数量は次のように算出します．

- 発注点＝１日あたりの平均調剤量×調達日数＋安全在庫
- 発注数量＝（発注間隔＋調達期間）×１日あたりの平均調剤量＋安全在庫
  　　　　－現在の在庫量
  ※安全在庫：需要予測を超えた場合の，変動に備えた予備在庫
  ※発注数量は個別医薬品の包装単位によります

ABC分析

在庫の発注方法設定や，それらの見直しをする場合，すべての品目について同じ方法をとるよりも優先順位をつけて管理をすると効果的です．その場合に用いるのが「ABC分析」です．

在庫の医薬品を出荷金額の大きい順に並べ，ある程度の期間（1～3ヵ月くらい）の全出庫金額の70～80％程度まで品目をリストアップします（調剤薬局は，普通の小売店と異なりますので100％で考える必要はありません）．そして出庫金額順に，上からAグループ，Bグループ，Cグループに品目を仕分けします（図1）．

3. 在庫を調整してみよう

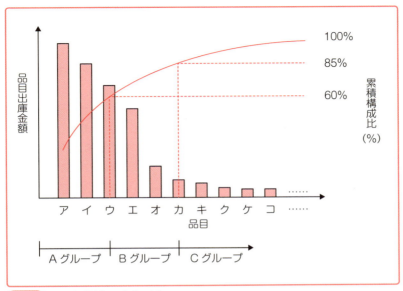

図1 ABC分析のイメージ

＜仕分けの一例＞
Aグループ：主力商品．10％の品目で出庫金額の60％を占める．
Bグループ：準主力商品．Aグループと合わせて，30％の品目で出庫金額の85％を占める．
Cグループ：非主力商品．合計しても出庫金額の15％にしかならない．

A→B→Cの順に重点的に在庫の発注方法や，それらの見直しをします．

こういった「全体を支えるほとんどの部分は，全体を構成する一部分の要因が担っている」現象のことを「パレートの法則」と呼びます．「20：80の法則」や「ニッパチの法則」ともいわれ，ビジネスにおいて，"売上の8割は全顧客の2割が生み出している""売上の8割は，全商品のうち2割で生み出している"という考え方です．調剤薬局の売上は，20：80ほど極端ではないかと思いますが，ABC分析を取り入れることで重点を決めて行動できるようになりますので，管理の効率を高めるという意味では有効な考え方です．これは，ジェネリック医薬品選定の順序を考える際にも用いることができます．

69

在庫をチェックして，譲渡する

100錠包装で仕入れたものの，半分しか出ずに半年が経過している……なんてこともあるかと思います．それらの対処法について考えます．

1．定期的にデッドストックのチェックを行う

まず未開封ならば，そのまま卸に返品することを考えます．そのため，事前に取り引きのある卸に，返品可能な条件（未開封で包装のデザインが変わっていないことや，使用期限が1年残っているなどの条件があるはずです）を確認して必要があれば交渉しましょう．

次に毎月月末まで，または隔月に1回程度，6ヵ月以上調剤されていない医薬品はないか，使用期限が切れそうな医薬品はないかを確認します．たとえば，500錠包装で購入した医薬品が，月に100錠しか出庫されないということでしたら，500錠包装を返品して，100錠包装を2つ仕入れたほうが効率がよいといえます．

2．他店舗への医薬品譲渡を検討する

開封していたり，包装のデザインに変更があったりすると，卸には返品できないことが多いようです．開封した後に処方が出なくなった医薬品について，使用期限が切れるのをただ茫然と待っているだけになっていないでしょうか．ルールを守れば，薬局間における医薬品の譲渡は可能です．たとえば，「麻薬及び向精神薬取締法」によって麻薬の譲渡にはエリア制限や譲渡証交付の必要などがあります．一方，向精神薬はリタリンなど一部の医薬品を除いて譲渡可能です．チェーン店であれば，全体で医薬品に関する情報を互いに共有する仕組み，譲渡する仕組みをあらかじめつくっておきましょう．

個別管理

希少疾病の医薬品や，一人の患者さんにしか処方されないような医薬品，高価な医薬品については，カレンダー管理や分割販売の利用で無駄のない発注をしましょう．最近では，各地域の薬剤師会や卸などで分割販売を行っていますが，それぞれで配送対応や支払い条件が異なります．事前に分割販売について情報収集をしておくとよいでしょう（図2）．

3. 在庫を調整してみよう

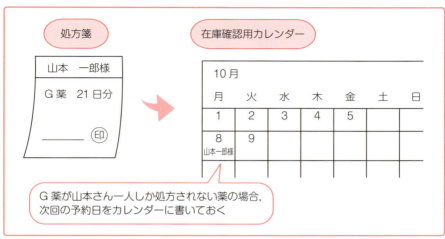

図2　カレンダー管理例

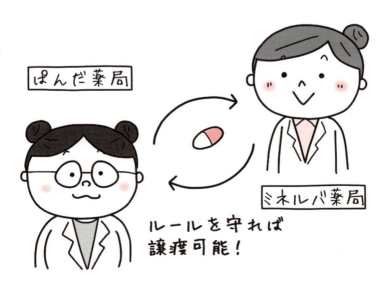

Ⅲ. 店舗の数字をみてみよう

> **COLUMN　ジェネリック医薬品の選び方**
>
> 　ジェネリック医薬品の選び方は，できるだけ「簡単に」「定量的に」ということがポイントです．
>
> **選ぶタイミング**
> 　ジェネリック医薬品は，承認が2月と8月，薬価収載が6月と12月とそれぞれ年に2回ずつあります（**図1**）．承認されると製薬企業や卸は，医薬品に関するプロモーションを開始し，薬価収載されると発売され流通が開始されます．そのため，新規製品は承認〜薬価収載のあいだに，採用を決定するとよいでしょう．一般的には先発品の特許が切れるタイミングでジェネリック医薬品が販売されますが，先発品は原則的に一つなのに対し，ジェネリック医薬品は多数存在しえます．現時点で先発品の在庫がなかったり動きが少なかったりするようなもののジェネリック医薬品は，実際に調剤の必要が生じたときに選定すればよいでしょう．すでにジェネリック医薬品が薬価収載されている医薬品の選定は，出荷数量や金額の多い順番に選定し決定していきましょう．
>
>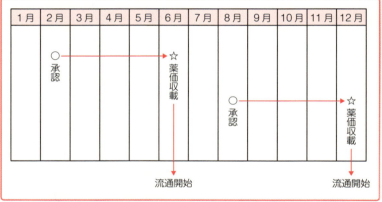
>
> **図1　ジェネリック医薬品の承認，薬価収載の流れ**
>
> **選び方**
> 　まず，製薬企業を選びましょう．あまりに多くの会社と取り引きを結んでしまうと，薬局側にとっては負担になりますので，3〜5社程度に絞ります．なお，薬局ごとではなく，会社全体で製薬企業を選ぶ場合もあります．製薬企業を選定したら，製品はもちろん総合的な面からも評価していきます（**表1**）．

表1 ジェネリック医薬品の評価のポイント

製薬企業評価（※会社としての推奨も含む）	製品評価
● 過去の対応（クレーム，副作用，情報提供など） ● MRの数 ● 流通経路の確保 ● ホームページの情報提供の充実度	● 製剤（服薬や調剤にあたってメリットのある工夫がされているかなど） ● PTPデザイン（識別しやすさの工夫がされているかなど） ● 包装単位（小包装があるか） ● 仕入れ値 ● 患者さんが不安になる要素はないか ● その他マイナス要因があるか

同等性・安定性

　ジェネリック医薬品として承認された医薬品は，溶出挙動や生物学的同等性において先発品との比較基準が設けられ，それらをクリアして承認されています．一方で，無包装試験（PTP包装から出したときの安定性試験），簡易懸濁法試験，粉砕後の安定性試験など，薬局での調剤を補助する情報については製薬企業や製品によって差が生じることがありますので，評価に加えてもよいでしょう．比較対象である先発品が添加物やデザインを変更をする場合もありますので，患者さんへの情報提供の際は気をつけましょう．

　また，先発品とジェネリック医薬品では添加物が異なることによってアレルギーなどの発症リスクが上がるということがデメリットとしてよく強調されているようですが，先発品から先発品への薬の変更時や追加時にそのような説明をしていますか？　ジェネリック医薬品での切り替え時のみにそのような説明をしているのであれば，それは敏感になりすぎているか，薬剤師の偏見である可能性もあることを認識しましょう．食品や医薬品においてアレルギー経験があるという患者さんには，「たとえ先発品と添加物が異なっていたとしても添加物は食品や医薬品で多く使われているものなので，アレルギーの心配はほとんどすることはないが，何か異変があればすぐに連絡を」という説明で十分だと思います．

Ⅲ．店舗の数字をみてみよう

4 その他の経費を考えよう

人件費について考えよう

　薬局において人件費は，医薬品の仕入れに次ぐ大きなウェイトを占める費用です．しかし，だからといって人件費を「できるだけ削減しよう」と考えるのはよくありません．そうではなく「人件費を無駄にせず，いかに人を育てていくか」を考えることが重要です．

1．人件費とは

　"そりゃ，給与のことでしょ"と思われるかもしれません．しかし，会社が労働者を雇う場合，給与である「所定内賃金」以外にも，残業代である「所定外賃金」，また「法定福利費」「法定外福利費」や「募集・採用費」「教育訓練費」などの費用がかかります．一般的に，雇用者に支払われている給与の1.5〜2倍程度は，人件費として発生していると考えられます．

2．人件費の評価方法

　店舗間での人件費を比較したり，同じ店舗において人件費の推移を比較したりする場合，次のような評価方法があります．
- **売上高人件費比率**：売上高に占める人件費の割合です．「人件費÷売上高×100」という算式で出します．仕入れの差益などが薬局長にはわからないことが多かったり処方される薬に店舗差があったりするため，薬局においてはこちらがわかりやすいといえます．
- **労働分配率**：付加価値（薬局においては粗利）に占める人件費の割合のことです．「人件費÷付加価値（粗利）×100」という算式で出します．

3．薬局における特別な事情

　「薬局並びに店舗販売業及び配置販売業の業務を行う体制を定める省令」より，薬局の許可要件の一つに「40枚の処方せんに対して1名の薬剤師を置いていること（ただし，眼科，耳鼻咽喉科，歯科の処方せんはそれぞれの枚数に2/3を掛けた枚数とする）」とあります．これは1950〜1960年頃に

決められたルールで，最近では手作業で行っていた時代と違い，機械化・電子化が進み以前よりも効率よく調剤が行われているとは思いますが，このルールは変わっていません．1年に1度，薬局における処方箋応需枚数などについて保健所に届け出を行います．そこで基本料や要件を満たしているかどうかを確認されます．また，管理薬剤師は決められた店舗以外での兼務に一定の制限がありますので，チェーン店内で繁忙期の手伝いなどであっても，他店舗での調剤は控えましょう．

4．人材は人財

適正な人件費によって店舗を運営することは大切ですし，余分があるとすれば，当然見直しが必要です．しかし，人件費を削減しようとして無理に雇用調整を行ってしまうことや無理なシフトを組むことは，調剤過誤や過労などの危険も伴います．「人材を大切にする会社が生き残る」ともいわれています．また，企業や医療機関は「サステナビリティ（持続可能性）」も価値の一つとされていることを忘れてはいけません．人材は"人財"です．利益を生み出す材料ということではなく，会社の財産の一つと考えましょう．基本的に，長く勤続してもらうことで人は成長します．また，顔なじみのスタッフがいることで患者さんにも安心を与えることができます．ただし，どうしてもコントロールが効かない，薬局に害を及ぼす可能性がある場合は上司に相談しましょう．

身近でできる経費削減方法

- **コピー**：一般的に，カラー印刷は白黒印刷の5〜10倍の費用がかかります．できるだけ白黒印刷を使い，また裏紙を活用することも検討しましょう．ただし，31頁の「守秘義務と個人情報保護法」で触れたように，個人情報が印刷されている紙を裏紙として利用し，情報漏えいなどが生じることのないように注意しましょう．
- **備品**：印鑑やボールペンといった文房具など，使用頻度の高いもの以外は，薬局内の共有の備品にしましょう．各自で所有するよりも共有のほうが数が少なくて済みますし，作業の質も均一化しやすくなります．また余裕があれば，備品購入先は，1社のみに絞って購入し続けることはせず，常に2社以上を比較・検討する癖をつけるとよいでしょう．
- **アウトソーシングを見直す**：白衣や制服のクリーニング，定期清掃などの

アウトソーシングを見直しましょう．一定の質や効率化を担保するためにアウトソーシングは必要ですが，業者に任せっきりにせず定期的に自分たちで確認を行いましょう．

- **電話料金**：IP電話の導入などによって，電話料金を削減することができます．
- **郵送費用**：運送会社と法人契約することにより，郵送費を削減できます．2〜3社に見積もりを出してもらい，契約条件を比較してみましょう．
- **光熱費**：残業時間を削減することは，光熱費の削減にもつながります．また，液晶モニターなども必要以上に明るくないか確認しておきましょう．ただし，薬局の調剤スペースには一定の明るさが必要なので注意が必要です（30頁「薬局等構造設備規則」参照）．電気の使用状況に応じて契約アンペアを変更することもできますので，一度確認してみましょう．
- **手順化**：在庫管理や，薬歴記載など，さまざまな業務において，手順化を行うことで，個人による業務の質の差を減らすだけではなく，効率化され費用削減にもつながります（26頁「手順書をつくろう」参照）．

基本は，アウトソーシングをしても任せっきりにしない，より効率のよい方法はないかを逐次考えるなど，**PDCAを回して，常に見直しや改善を行う癖をつけること**です．ただし，継続できない方法や無理・無茶は禁物です．

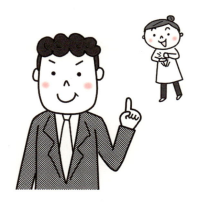

第Ⅳ章

Pharmacy Management

リスクマネジメント

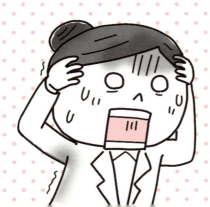

IV. リスクマネジメント

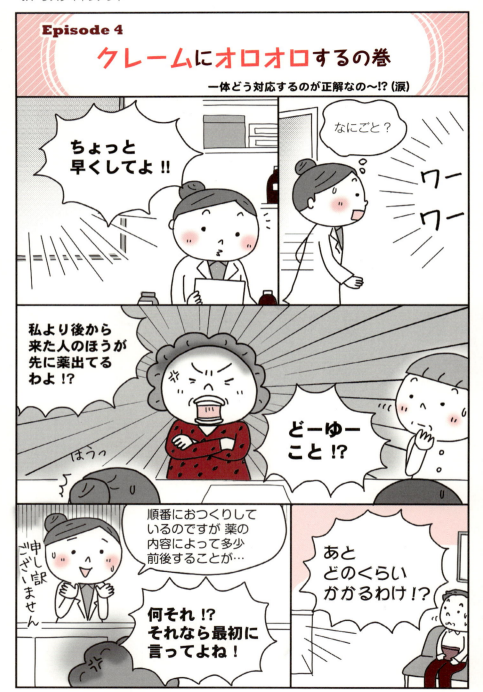

Episode 4

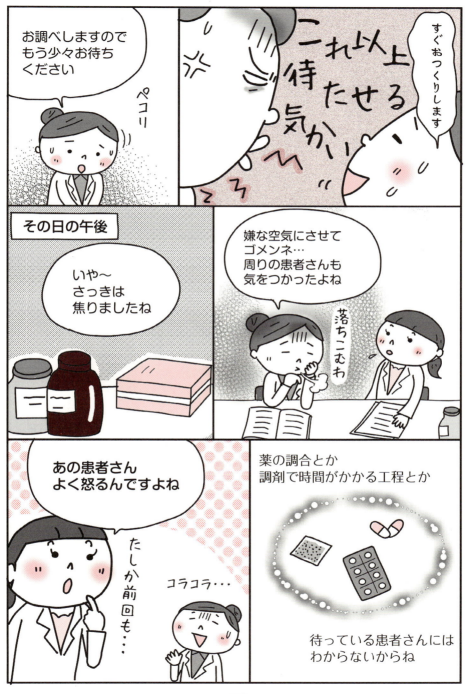

Ⅳ. リスクマネジメント

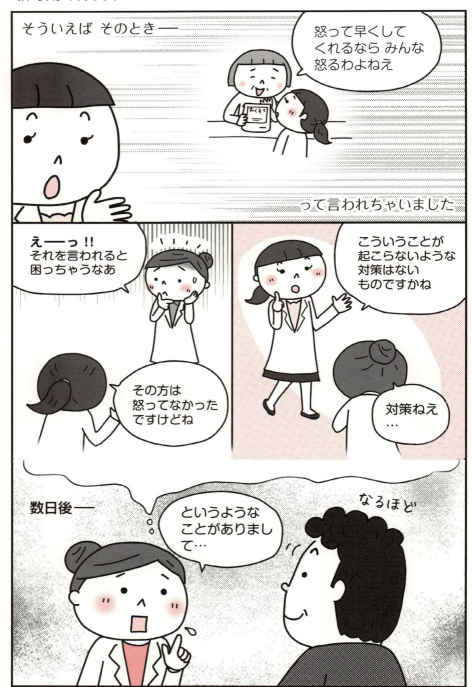

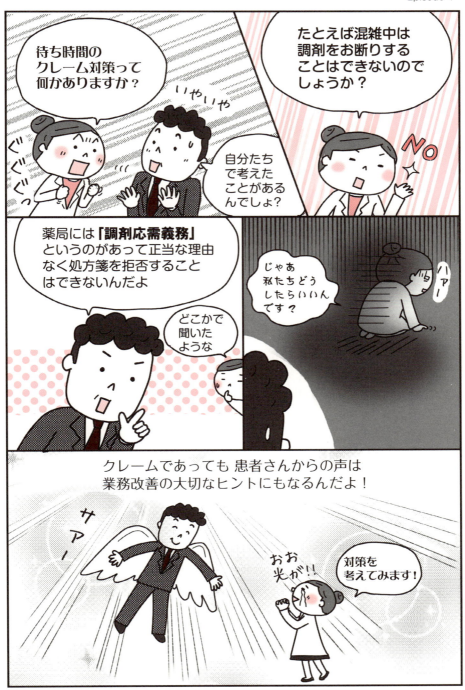

待ち時間でクレーム発生！

ミネルバ薬局木下店でクレームが発生してしまいました．「調剤を断ることはできないのか？」という多美子に対して，西野マネージャーは「薬局には調剤応需義務がある」「クレームは業務改善のヒントにもなる」と答えていましたね．ここでは，クレームとはどういうもの か，調剤薬局の特殊性，それらに対して事前にできることを考えます．

クレームは業務改善のヒントって，ホント！？

残念ながら，仕事をしていくうえで顧客からのクレームは避けては通れません．それは，調剤薬局であろうと同じことです．では，クレームはどのような場合に発生するのでしょうか？ **クレームとは，顧客（患者さん）が店舗（薬局）に期待していたものと実際のサービスにギャップ（期待値との乖離）が生じたときに発生します**（図1）．

クレームを言われたときに「でもクレームが出たのは一人だけだし……」などと考えてはいけません．思っていても口に出さずに同様の不満をもっている顧客は，実際にクレームをいった顧客の数倍，数十倍いるともいわれているからです．

しかし一方で，クレームは潜在化した顧客のニーズを知ることができる最大の武器とも考えられます．ただクレームを受けるだけでなく，そこから薬局の改善点をみつけ，その後の仕事に活かすことが望まれます．

また，クレームをつけた顧客に対して，適切な初期対応を素早く行うことで，「こちらの不満・意見に誠実に対応してくれた」と感心してもらい，逆に薬局のファンになってくれることもあります．

まとめると，クレームは**患者さんの薬局に対する不満を明らかにするツール**であり，**その対応をきっかけに薬局のファンを増やすチャンス**でもあるということです．クレームは，なるべく起こらないようにすることが最も大切ですが，起こってしまったらチャンスに変えることもできると思って，誠実に対処しましょう．

1. 待ち時間でクレーム発生！

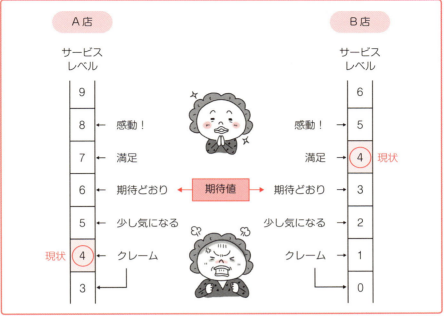

図1 期待値との乖離

A店，B店ともに「4点」のサービスレベルであったとしても，それらが受け取られる印象は顧客の期待値によって異なります．この場合，A店では「6点以上」にサービスレベルを上げる努力が必要です．

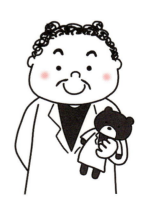

Ⅳ. リスクマネジメント

調剤は断れない，を考えよう

　薬剤師法第21条に「調剤の求めに応ずる義務：調剤に従事する薬剤師は，調剤の求めがあつた場合には，正当な理由がなければ，これを拒んではならない」とあります．これが意味するところは，「**安易な理由で調剤拒否ができてしまうと，薬局が患者さんを選ぶことになりかねず，平等に医療が提供できていないことになってしまう**」ということです．何らかの理由で調剤を拒否しなければならないときには，せめて表1のように最低限の努力をしましょう．

表1　調剤を断るときの対応例

理由	対応例
在庫がない場合	●薬剤を取り寄せる． ●患者さんに待つ時間がない場合や緊急で服薬の必要がある場合は，他の薬局の在庫を確認し，その薬局をすすめるか薬剤を譲渡してもらい調剤する．
処方箋の記載に明らかに誤りがあるにもかかわらず，患者さんが急いでいるからと疑義照会を拒否する場合	●安全性の問題から，疑義照会をして記載内容を確認してからでないと調剤できない旨を患者さんにきちんと説明する． ●患者さんが出かけている間に疑義照会を行い，後で結果を電話連絡で知らせるなどの選択肢を与えるとよい．
違法な処方箋の疑いがある場合	●処方元の医師へ疑義照会し，処方されたものであると確認してから調剤する． ●違法なものであったときは，受けつけられないことを伝える（処方箋のコピーをとり，保健所へ連絡する）．

待ち時間対策

　待ち時間を長く感じさせない工夫，待ち時間を少なくする工夫などを行い，待ち時間に対する患者さんからのクレームを減らすことができます．

1. ハード面
a 待ち時間や順番の表示

　前述したとおり，患者さんの期待値と現実との乖離がクレームの発生要因でした．「2～3分で済むだろう」と思って待つのと，「20分はかかるかな」と思って待つのとでは，同じ10分の待ち時間でも受け止め方が違うということです．あらかじめ，待ち時間や順番を電光掲示板などで示すことで，

誤った期待を抱くことが回避されます．

b 給茶器，雑誌などの設置

待合室で何もやることがないと，退屈になり時間が長く感じられます．週刊誌や雑誌などを置いておくとよいでしょう．

c キッズスペースや玩具，本の設置

子供は特にじっと待つことが苦手です．子供がぐずるとそのお母さんも周りの目を気にしてしまい，ますます待ち時間が長く感じます．お子さんが何かに集中できるような工夫，たとえばキッズスペースをつくったり，子供向けの玩具や絵本を置いたりするとよいでしょう．

d 掲示物での喚起

自分より後に来たはずの人が，先に薬を受け取っているのをみたら，「もしかして自分の順番を飛ばされたのでは？」「忘れられているのでは？」と勘違いしてしまいますよね．調剤工程の違いにより，順番が前後することは，あらかじめ受付や薬局の壁などに掲示（図2）をしておきましょう．そうすることで，調剤の事情を患者さんに押しつけがましくなく伝えられます．

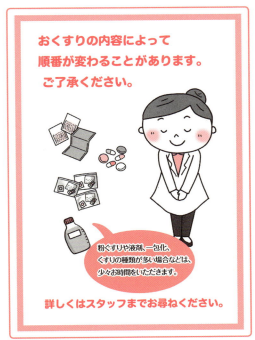

図2　掲示例

e 調剤室の見直し

調剤室の動線に無駄はありませんか？動線が交錯せず，かつ一方通行で調剤できるのが理想です．また死角があると，処方箋の入った調剤のカゴが隠れてしまう可能性もあります．ウィークリーシートの採用や予製の作成など，事前にできることをスタッフ間で話し合い，検討してみてもよいでしょう．

2．ソフト面
a 調剤の順番

原則として受付順に調剤しますが，一包化や粉砕，混合などの時間のかかる調剤と，ピッキングのみの調剤はラインを分けるとよいでしょう．調剤に用いるカゴの色を変えたり，カゴにつけるアラーム（洗濯バサミのような何か目印になるもの）を用いたりして調剤のラインを分けることで，簡単な調剤内容にもかかわらず待ち時間が長くなることを防ぎます（図3）．

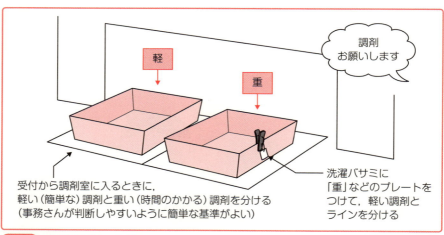

図3 カゴのアラーム例

ⓑ 声かけ

　これが最も大切な対応の一つです．事前に了解をもらうことで，期待値と現実の乖離によるクレームが避けられます．たとえば，最初は次のように声かけをしてみて，自分でコツをつかんできたら患者さんに合わせて変えてみるとよいでしょう．

> **声かけ例**
> - ✔ 時間のかかる調剤の患者さんには「お時間をいただきますが，よろしいですか？」「時間がかかりますので，もしもお外に出られるようでしたらその間にご用意しておきます」と声をかける．
> - ✔「まだですか？」と聞かれたときに「もう少々お待ちください」と答えるだけでは患者さんの不満やいつできるのかという不安はぬぐえない．「今，最後の確認をしているところです」「今日は○○の工程があるため，あと10分ほど時間をいただきたいのですがよろしいでしょうか」など「あなたの調剤は忘れず行っていますよ」ということを具体的な内容でもって答えることで，患者さんに安心感を与えることができる．
> - ✔ 交付のために患者さんを呼ぶ際に，順番が前後するようであれば「お薬の内容で順番が前後いたします．申し訳ありません．○○さん，お待たせしました」と一言加える．

ⓒ スタッフ間のコミュニケーション

　急な混雑や時間のかかる調剤が入った場合，マンパワーを効率よく使うことが重要です．調剤や監査，薬歴記載などの分担作業をしていることが多いと思いますが，どの工程で調剤が止まっているのか，どの工程に人が必要なのかを把握し，スタッフ間でコミュニケーションをとって効率のよい調剤を行いましょう．混雑が落ち着いたときに，どう対応したらよかったのかなど話し合ってみることも一案です．また忙しいときこそ相手をねぎらうことも大切ですね．

ⓓ 患者さんへの個別対応

　性格や事情によって，クレームになりやすい患者さんもいます．その場合は，薬歴にその旨を記載しておき，受付，調剤などの際にスタッフ間で注意できるように情報を共有しておきましょう．通常「このくらいだったら声かけしないでよいかな」という状況であっても，患者さんの情報をスタッフ間で共有していれば，はじめて応対するときでも「この患者さんにはこまめに声かけをしたほうがいいんだな」と気づくことができ，無用なクレームを避

Ⅳ. リスクマネジメント

けることができます．

ⓔ どうみられているかを意識する

　もしもあなたが「待たされている」のに「調剤室で楽しそうに談笑している」スタッフの姿をみたらどう思うでしょう？ このギャップが患者さんの感情を逆なでし，待ち時間をより長く感じさせてしまいます．調剤室にいたとしても態度や言葉づかいなどをどこかでみられている可能性があるということを考えて行動しましょう．

クレームが起きてしまったら

　クレームを起こさないために対策を練ることはとても大切ですが，それでも残念ながらすべてのクレームを防ぐことはできません．起きてしまったクレームは，対応一つによって大きくも小さくもなります．クレームが起きた場合には，次の点に注意しましょう．

① まずは，患者さんの高ぶっている感情を落ちつけましょう．誠実な態度が基本です．

② 患者さんの気分を害してしまったことに謝罪をし，患者さんの言い分を聞きます．その際は，「うなずき」「相槌」を「声に出して」行い，なるべく話をさえぎらないようにします．

　　OK 例：「そのとおりです」「ごもっともです」「おっしゃるとおりです」など．

　　NG 例：「そんなはずはありません」「たぶん〜だと思います（あいまいな印象を与えます）」「そう決められてますから」など．

③ 患者さんの気持ちが落ち着いてきたら，状況に応じてお詫びや説明をしましょう．理解を得ることができたら，「貴重なご意見をいただき，ありがとうございました」などとお礼で締めくくります．

④ 大声でどなり散らしたりするなど，周りの患者さんの迷惑になると考えられる場合は，別室を用意しそこで対応します．場所を変えること，あるいは時間を置くことでいったん患者さんの気持ちが落ち着きますので，この方法は有効です．

⑤ すべてが薬局内で解決するとも限りません．患者さんの怒りがおさまらず，どうにも納得してもらえない場合には，上司に連絡し，助けを求めましょう．

⑥ クレーム対応は多かれ少なかれ疲弊しますよね．クレームを受けた後は，

1. 待ち時間でクレーム発生！

対応したスタッフの気持ちが落ち着いたのを確認してから，店舗内で情報を共有し，同じことが起こらないよう今後の対策を考えましょう．また，必要があればクレーム内容を上司にも報告しましょう．

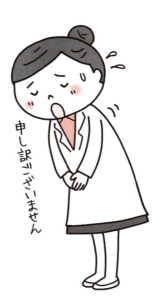

Ⅳ. リスクマネジメント

Episode 5
私たちの言葉が伝わってない！？
部分謝罪のコツとススメ

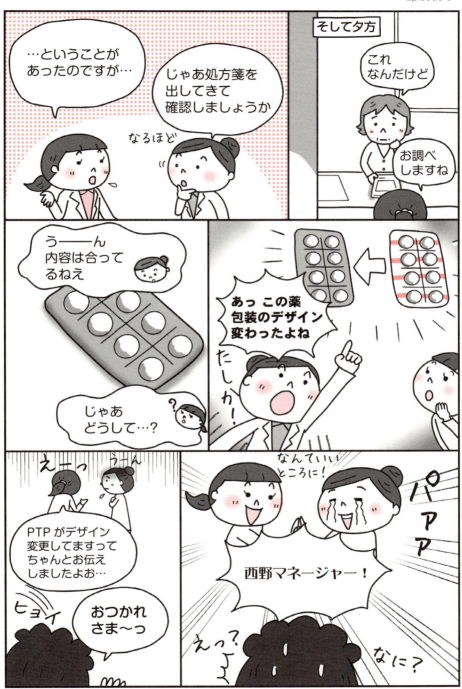

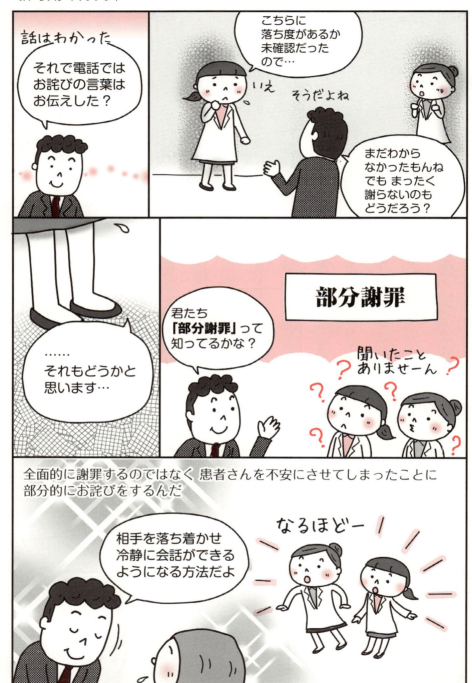

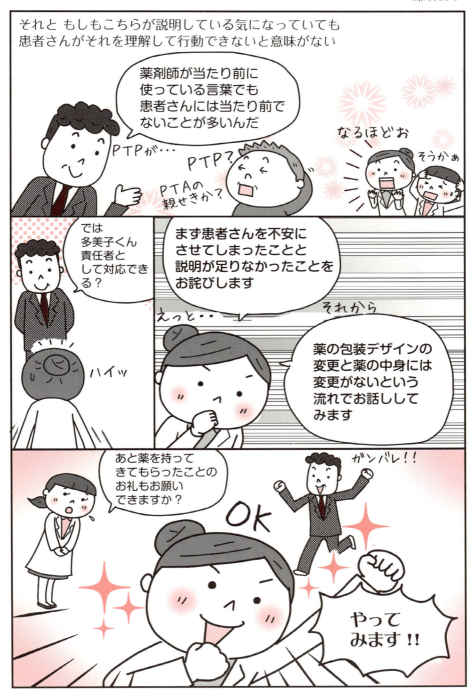

2 患者コミュニケーション

遥は「PTPのデザイン変更」を患者さんに伝えたつもりだったようですが，残念ながら伝わっていませんでした．服薬指導において，知識はもっているのに，患者さんとのコミュニケーションでなかなかそれが伝わらない，という悩みは多く聞かれます．患者さんとの円滑なコミュニケーションをとるための対策は，薬局内のスタッフ全員で取り組むことが望まれます．患者さんとのコミュニケーションの質を上げることは，薬局の信用を高めるだけでなく，リスク（トラブル）回避にもつながります．

なぜ薬剤師にコミュニケーション能力が必要なのか？

薬剤師法第25条において「薬剤師は，販売又は授与の目的で調剤したときは，患者又は現にその看護に当たっている者に対し，**調剤した薬剤の適正な使用のために必要な情報を提供しなければならない**」とあるように，薬剤師には調剤した薬剤に対する説明責任があります．では，「調剤した薬剤の適正な使用のために必要な情報」とは何を指すのでしょうか．

処方薬の内容や変更に関する，薬剤師からの一方的な服薬指導（いわゆるdrug oriented system：DOS）では，説明責任を果たしたとはいえません．「患者さんが何に困っているのか」「どこまでの情報提供を求めているのか」を探り，個別に対応する必要があります．

あなたの服薬指導で，次に当てはまる項目はありませんか？ 自分は大丈夫と思い込まず，問題意識をもつことから始めましょう．

> **患者コミュニケーションチェックリスト**
> - ✔ 処方が変わらない患者さんに「体調はいかがですか？」と聞くと「変わらないです」ときっぱり言われてしまう．そういったことを何回か繰り返し，何を言っても無駄なんだなとがっくりする．
> - ✔ 患者さんの態度から，自分とあまり会話をしたくないのではと感じ，こちらから余計に話しかけないようになってしまう．
> - ✔ 飲酒や喫煙をやめない患者さんに，理解を示さずつい怒ってしまう．

> ✔ 患者さんは,「はい」「そうですか」と相槌は打ってくれるが,症状のことなどを自分から話してくれることはなく,話が広がらない.

　これは,恥ずかしながら筆者が薬局でよく感じていたことです.まずは,少しずつこのように感じる回数を減らすことを目標としましょう.それが,服薬指導を行ううえでのあなたの自信につながります.ではなぜ,このような患者さんとのコミュニケーション不足が起こるのでしょうか.

1. 服薬指導におけるコミュニケーションのむずかしさの原因

　服薬指導で患者さんとコミュニケーションをとりづらい,あるいはこちらの伝えたいことが伝えられないのには,次のような理由が考えられます.

> **患者コミュニケーションがむずかしい理由**
> ✔ 薬剤師は処方箋や患者さんへのアンケートなどでしか患者さんのことを知ることができず,事前に入手できる情報が限られている.
> ✔ 服薬指導の時間は,限られていることも多い.
> ✔ 患者さんと薬剤師の間で医薬品に関する知識に差がある.
> ✔ 患者さんの人生において「治す」「改善する」ことの優先順位が高くない.
> ✔ 患者さん本人も自身の潜在ニーズに気づいていない可能性がある(図1).

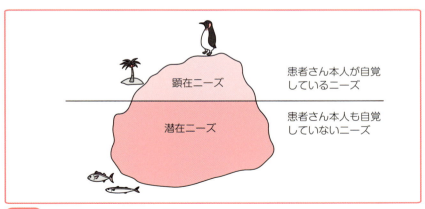

図1 顕在ニーズと潜在ニーズ

Ⅳ．リスクマネジメント

　これらのことは，確かに薬局や薬剤師側の一方的な努力で簡単に解決できる問題ではありません．しかし一方で，薬剤師そのものにも原因がある場合があります．それがブロッキングです．実は，自分では気づかないうちに，患者さんの話を聞いているとき心のうちでさまざまな現象が起こっているのです．その中でも相手に対し一方的なイメージをつくり上げてしまい，つい怒ってしまったり，不安になったりなどと自分の中での勝手な思いが邪魔をして，話の傾聴を妨げることを「ブロッキング」といいます．

2．ブロッキングとその対処法

次のような会話はどうでしょうか？

> **薬剤師**：薬が増えましたね．
> **患　者**：こんなに薬が多くて，効きすぎたりしないかなぁ……．
> **薬剤師**：頑張って飲んでくださいね！
> （会話終了）

　一見，悪くなさそうですが，実はブロッキングになっています．患者さんは「こんなにたくさん飲めるかどうか」を不安がっているのではないので，「頑張って飲んでください」というアドバイスは的外れです．患者さんの本当の不安である「効きすぎないか」を受け流してしまっています．
　ブロッキングはどのように対処すればよいでしょうか？　いくつかありますが，まずは次のことを意識してみましょう．

> **ブロッキング対処法**
> ✔ ブロッキングに気づく（これが結構大事！）．
> ✔ 何度か来局しているのであれば，一度，指導をせず患者さんの隠れている気持ちを受け止めてみることに終始する．
> ✔ あくまで主体は患者さんということを忘れない．正義感や高度な知識は，自分の心のうちにこっそり隠しておく．
> ✔ 「はい」「そうですか」とただ相槌を打って終わりにするのではなく，患者さんの思いに共感し，それを繰り返す．

　そういわれても，なかなか実践するのはむずかしく感じるかもしれません．ブロッキングを回避する会話のコツを次に示します．

ブロッキングを回避する会話のコツ

- ✔「そうですか」ではなく「なるほど，そうなのですね」「そういうお気持ちだったのですね」
  →トーンを落とさず，相手に「あなたに関心をもってますよ」ということが伝わるように意識して相槌を打つ．
- ✔「○○だと思うのよ」という患者さんに対し，それが間違っていたとしてもすぐに否定せず「なるほど，○○だと思われるのですね」といったん繰り返す
  →患者さんに"言いたかったことを相手に伝えられた"という安心感を得てもらう．
- ✔「△△だと思うんですよ」という患者さんに「そうなんですね，どういう点で△△だと思われるのですか？」と聞く
  →理由を聞くことで，本人が気づいていなかった思いやニーズを自覚させることができ，適切に対処することができる．
- ✔「□□したほうがいいですよ」ではなく「□□はできそうですか？」
  →押しつけがましくならないように気をつけ，患者さんの行動の度合い，どのくらい頑張ることができそうかを確認する．

以上を踏まえて，先ほどの会話はどのように続けていけばよかったのか，一例を示します．共感的な会話（下線部の共感的な繰り返し）によって，会話が進んでいきます．

> 薬剤師：薬が増えましたね．
> 患　者：こんなに薬が多くて，効きすぎたりしないかなぁ……．
> 薬剤師：<u>薬が効きすぎるんじゃないかと不安に感じてらっしゃるんですね</u>．病院で，先生から何か説明は受けましたか？
> 患　者：うん，言ったけど……先生は大丈夫って言うんだよね．
> 薬剤師：そうですか，<u>先生は大丈夫っておっしゃったんですね</u>．そのときに薬を増やす理由についても説明がありましたか？
> （会話が続いていく）

3. さまざまなコミュニケーションの工夫

会話の受け答え方だけではなく，挨拶や話を聞く態度や姿勢などから患者さんからの信頼を得られるよう工夫しましょう．

コミュニケーションの工夫例

- ✔ 服薬指導でなくても，待っている患者さんに気づいたら，自分から挨拶や会釈をする．
- ✔ 患者さんから声をかけてもらいやすくなるように，顔をあげ，表情を和らげる．
- ✔ 画一的な相槌の打ち方をせず，話の内容をよく聞き，その場の状況に合わせて表情や声を変える．
- ✔ 患者さんの目を見て話す．相手が座位の場合には上から話さず，しゃがむなどして目線を合わせる．
- ✔ 高齢者は高音が聞き取りづらいため，声が高い女性は声をワントーン落とすよう心がける．
- ✔ ゆっくりと，語尾を弱めず最後までしっかり話す．

以上のような個人の工夫だけではなく，薬剤師のコミュニケーションを円滑にする店舗のレイアウトなどでの取り組みも重要です．

その他の工夫例

- ✔ 患者さんとの服薬指導が，待合室にいる他の患者さんに聞こえないよう工夫をする．
- ✔ 待合室から調剤室や投薬カウンターがどうみえるか，確認する．
- ✔ 対応に注意が必要な患者さんに対しては，注意事項を薬歴に記載し，スタッフ間で情報を共有しておく．
- ✔ 朝礼で連絡事項を伝える場をつくったり，連絡ノートを用意したりするなどスタッフ間での連絡ツールを設ける．

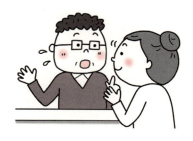

医療用語のむずかしさ

　薬局で当たり前に使っている言葉でも，患者さんにはわかりにくい言葉がありますね．「患者さんが理解してくれない」「生活を改善してくれない」とイライラしたりがっくりしたりすることもあると思いますが，その理由は患者さんにこちらの言葉が伝わっていないからかもしれません．原因として，次の3つがあげられるといわれていますので，心に留めておきましょう（国立国語研究所：「病院の言葉」をわかりやすくする提案より）．

1. 患者さんに言葉が知られていない

　解決法：日常語で言い換える，言葉について少し説明を加えるなどの工夫をします．たとえば，「PTP」は「薬のアルミの包装」，「疼痛時頓服」は「決まった時間ではなく，痛みのひどいときに薬を飲めます」，「動悸」は「心臓がいつもよりドキドキすること」などです．当たり前に使用している用語でも，患者さんの顔を見ながらきちんと理解しているのか確認しましょう．「こんなこと聞いたら馬鹿にされるかな」などと患者さんに思わせず，何でも質問できると思ってもらえるような姿勢を示すことも大切です．

2. 患者さんの言葉が不明確

　解決法：もう一歩，患者さんの要望に踏み込んだコミュニケーションをとるように心がけましょう．患者さんの発言に対して質問をし，言いたいことを明確にしてあげる，他の言葉と混同している場合は，説明して区別してあげるなどが大切です．たとえば「蕁麻疹が出た」と言われたとしましょう．ブツブツしているものは，患者さんはすべて蕁麻疹と言ってしまいがちなので，それが赤いのか，痒いのか，広がっているのかを聞いて適切な対処をしましょう．「熱が出たから抗生物質がほしい」と言われたら，すぐに否定せず熱が出ている不安を受け止め，抗生物質の役割とその理解を促します．

3. 患者さんに心理的負担がある

　解決法：言葉づかいを工夫しましょう．「抗がん薬」「精神安定薬」「ステロイド」などは，その語句を使用すること自体が疾患をもつ患者さんにとって心理的に負担になり，治療や改善に前向きに臨めなくなるという傾向があります．「抗がん薬，飲みこめますか？」ではなく「このお薬（指を指す），飲みこめますか？」と，あえて明言を避けることも，ときには必要です．

Ⅳ. リスクマネジメント

部分謝罪と全面謝罪

　マンガの中で，遥は「こちら（薬局側）に落ち度があるか未確定だったので…」という理由で，お詫びをしなかったと言っていました．しかし，お客さんや患者さんと意思の疎通ができなかったために起こったクレームで，相手がそれを許さずこじれ続ける一番の理由は「謝罪の言葉がない」ということです．

　薬局や薬剤師は「調剤した薬剤の適正な使用のために必要な情報を提供する」責任がありましたね．患者さんが薬の変更を理解できずに万が一誤った飲み方をしてしまった場合，患者さんの理解度に応じた説明をできなかったという意味で，お詫びは必要なのかもしれません．こちらに落ち度があるかもしれないと思うこと，お詫びをすること．これによって，患者さんの気持ちに変化が生じ，落ち着いて冷静に会話をすることができます．

　一方で，遥のような場合は全面的にこちらが悪かったとして謝罪する必要もありません．部分謝罪と全面謝罪のそれぞれの役割を知り，患者さんとの円滑なコミュニケーションに役立てましょう．

1. 部分謝罪の効果とポイント

　「ご不便をおかけしてしまいまして，大変申し訳ございませんでした」……この言葉のポイントはどこにあると思いますか？「患者さんに不便な思いをさせてしまったこと」に限定して詫びているところです．むしろ，全面謝罪（謝罪のポイントを限定せず「申し訳ございませんでした」と全面的にクレームを受け入れること）をしないように気をつけます．これを，部分謝罪といいます．部分謝罪は，次のようなメリットがあります．

> **部分謝罪のメリット**
> - ひとまず迷惑をかけたことを謝ることで，患者さんの気持ちを落ち着かせることができ，冷静な話をしやすくなる
> - 謝罪するほうも，"部分的に"謝っているということで，謝罪のハードルが下がる．
> - 謝罪の対象を明確にすることで，相手が怒っている原因に焦点を当てることができる．

　患者さんに言われたことにオロオロとしたり，パニックになったりしない

ように気をつけましょう．そのためには自分の感情の波を冷静に見つめ，感情が高ぶっているなと思ったら，言動に気をつけてまずは落ち着くよう心がけることが大切です．間違っても，場を収めたいばかりに「すべて私どもの責任です」などと軽々しく口にしてはいけません．

2．部分謝罪の例

　部分謝罪は，次のように「申し訳ございません」など，謝罪の前に一言加えるのがポイントです．

> 部分謝罪例
> ✔ お手間をおかけして，申し訳ございませんでした．
> ✔ わざわざお電話いただいて（お越しいただいて），申し訳ございませんでした．
> ✔ 大変お待たせして，申し訳ございませんでした．

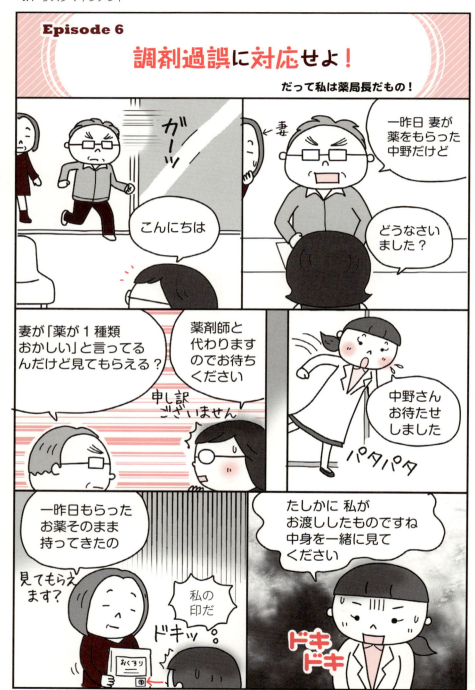

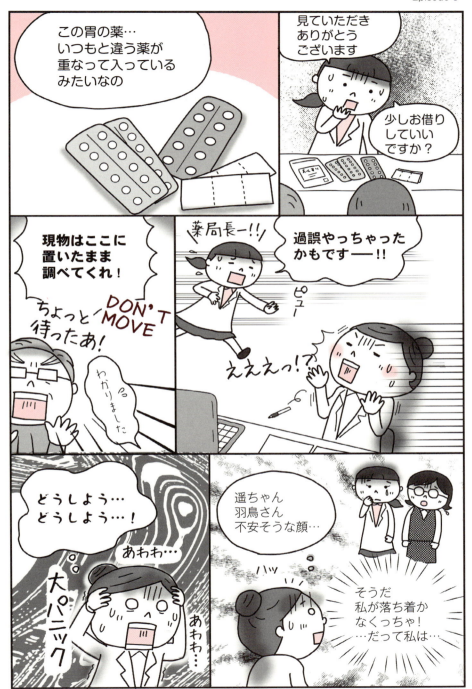

Ⅳ. リスクマネジメント

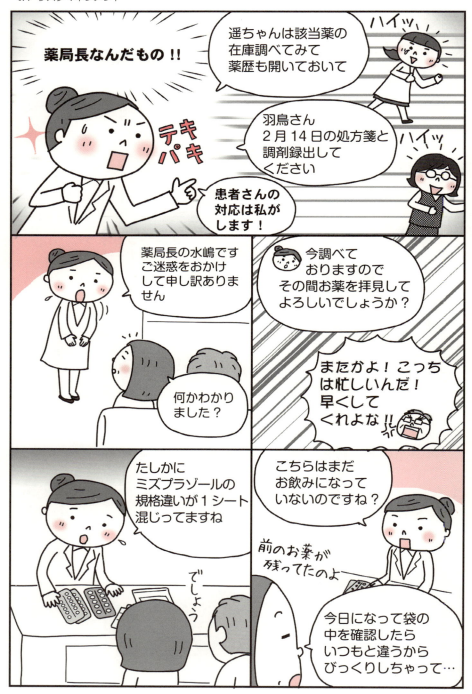

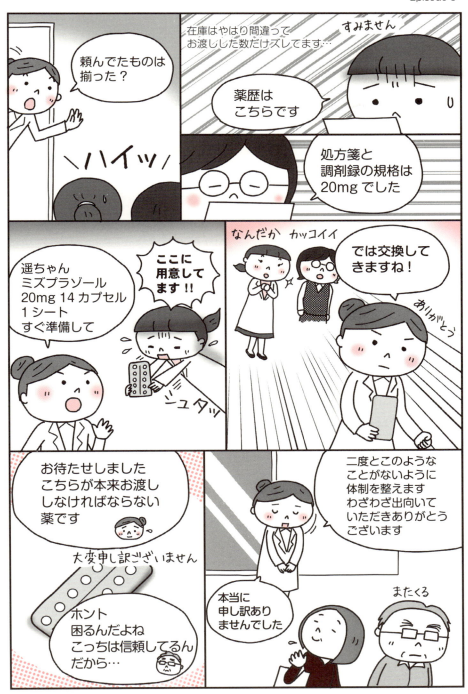

Ⅳ. リスクマネジメント

3 調剤過誤発生！

あってはならないことですが，今回のミネルバ薬局木下店のように薬の取り違えや，それに伴うトラブルに遭遇するケースは少なくありません．薬局で発生したトラブルは，個人の問題として処理するのではなく薬局全体で改善に取り組む必要があります．調剤過誤が起こってしまったとき，薬局長はどのように対処したらよいのか，一緒に考えていきましょう．

調剤過誤とは

処方箋に記載されている内容がすべて正しいと仮定すると，薬局での業務で発生した医薬品交付に関わるミスは表1のとおりで，調剤事故，調剤過誤，インシデントの3つに分類されます．

表1　医薬品交付に関わるミス

調剤事故	医療事故の一類型．調剤に関連して，患者に健康被害が発生したもの．薬剤師の過失の有無を問わない．
調剤過誤	調剤事故の中で，薬剤師の過失により起こったもの．調剤の間違いだけでなく，薬剤師の説明不足や指導内容の間違い等により健康被害が発生した場合も，「薬剤師に過失がある」と考えられ，「調剤過誤」となる．
インシデント（ヒヤリ・ハット事例）	患者に健康被害が発生することはなかったが，"ヒヤリ"としたり，"ハッ"とした出来事．患者への薬剤交付前か交付後か，患者が服用に至る前か後かは問わない．

（日本薬剤師会：新任薬剤師のための調剤事故防止テキスト，第2版，2012より）

医療事故防止のための取り組みの事例

労働災害における経験則の一つに「ハインリッヒの法則」というものがあります．これは1つの重大事故の背後には29の軽微な事故があり，その背景には300の異常が存在するというものです（図1）．「ヒヤリとするようなアクシデントを"あ〜危なかった！"と胸をなでおろすだけで，ただただ見逃していてはいつか重大な事故が起こるので，問題が小さいうちからきちんとそれを認識し，対応しておこう」と言い換えることもできます．

健康被害に直接つながらなかった事例も，インシデントレポート（事故報告書）（図2）として報告するようにすると，重大な調剤事故を防げるというだけでなく，薬局内外で起こっている問題を把握できますし，後から振り返って対策を練ることもできます．このレポートは再発防止策やその再発防止策による改善状況など，時系列で確認・記録していくものであるべきです．ヒヤリとしたりハッとした調剤ミスは，誰にも起こりうることですので，ミーティングで報告したり，全員閲覧可能なホワイトボードに内容を記載したりして情報共有することも必要です．

薬局長はインシデントを起こさない，ミスをしないということではなく，率先して調剤ミスを記入・報告していきましょう．薬局長みずからがミスを隠し立てをしないという姿勢を示すことで，スタッフが「ミスを報告したら怒られるのではないか」「責任をとらされるのではないか」とむやみに恐れることなく報告することができます．インシデントレポートは将来の調剤過誤を防止するための薬局における財産であり，この積み重ねが患者さんの日々の健康を守ることへとつながります．

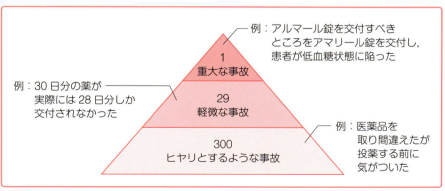

図1 ハインリッヒの法則

Ⅳ. リスクマネジメント

インシデントレポート様式（例示）

報　告　日：　　年　　月　　日
報告者名：＿＿＿＿＿＿＿＿＿＿

1. 日常業務の中でヒヤリとしたりハッとした調剤ミス等の事例で、再発防止のため局内で改善措置を講ずる必要があると思われるもの、他の薬剤師の参考となるものを、本レポートにより管理薬剤師〇〇まで報告してください。
2. 本報告は調剤ミス等の再発防止を目的とするものであり、本報告により当事者を評価・処罰することはありません。

A. 調剤ミス等発生日時	平成　　年　　月　　日（　曜日）午前・午後　　時　　分頃
B. ミス等に気付いた時点	調剤時　　鑑査時　　薬剤交付時　　その他（　　　　　）
C. ミス等の内容	

- □ 1. 錠剤・カプセル剤の計数の誤り
- □ 2. 散剤・液剤の秤量・計量の誤り
  　　（倍散の計算間違い等を含む）
- □ 3. 同じ医薬品の規格の誤り
- □ 4. 他薬を調剤
- □ 5. 禁忌、相互作用等の見落とし
- □ 6. 処方せんの記載ミスに気付かず調剤
- □ 7. 一包化の間違い
- □ 8. 他薬・異物等の混入
- □ 9. 調剤漏れ
- □ 10. 交付漏れ
- □ 11. 薬袋の入れ間違い
- □ 12. 交付相手の間違い
- □ 13. 薬剤情報提供文書・薬袋の記載ミス
- □ 14. 服薬指導の誤り
- □ 15. その他（　　　　　　　　　　）

D. ミス等の対象となった医薬品（規格等を含む）	正
	誤
E. ミス等の原因・背景	
F. 再発防止策・改善策	（再発防止のために局内で取るべき措置・改善策等があれば記載のこと）

図2 インシデントレポート

（日本薬剤師会：新任薬剤師のための調剤事故防止テキスト，初版，2005より）

調剤過誤対応時の注意点

調剤過誤への対応の順番は，薬局各店舗またはチェーン店舗共通の業務手順書に記載し，ある程度マニュアル化しておくことをおすすめします．大まかな流れは次のとおりです．

1．患者さんから第一報があったときにすること
① 丁寧なお詫び（起こってしまったこと，不安にさせてしまったことへのお詫び）
② 実際に服用したかどうかの確認
③ （服用していたら）体調の変化など健康被害が起きていないかどうかの確認
※事実を確認するために時間をもらう

2．過誤の事実が発覚した場合にすること
① 謝罪を真摯に行う
② 薬剤交換などの対応（できれば，薬局から先方の家へ伺うようにする）
③ 関係各所への報告（医療機関，上司への報告）

　これら一連の対応を，調剤監査者本人に行ってもらうかどうかは状況によって薬局長が判断します．調剤過誤への対応は，一人前の薬剤師になるためには乗り越えなければならない一つの壁なので，成長促進の観点からできる限り本人が対応したほうがよいでしょう．しかし，患者さんからの厳しい口調で動揺し，余計に怒らせてしまったりするなど，きちんとした対応をとることがむずかしいと判断した場合は，薬局長が代行しましょう．

　調剤過誤は，調剤に長年従事している薬剤師であれば誰でも何らかの形で経験しています．薬局長は薬局の管理者として，みずからが慌てず落ち着いた行動を示すことが大切です．調剤過誤を起こしてしまった当事者の動揺を少しでも和らげ，通常業務に少しでも早く復帰できるように促してあげましょう．

Ⅳ．リスクマネジメント

過去の事例に学ぶ

　2010年3月，埼玉県において「ウブレチド事件」という調剤事故が発生しています．マグミット（酸化マグネシウム）が交付されるべきところ，毒薬のウブレチド（ジスチグミン）が交付され，患者さんが亡くなったこの事件では，管理薬剤師が刑事責任を問われ，業務上過失致死傷罪（刑法211条）として禁固1年執行猶予3年が言い渡されました．また刑事処分の後に行政責任も問われ，業務停止1年という重い処分が科されています．

1．薬剤師の3つの責任

　薬剤師の調剤事故が原因で患者側と医事紛争に発展した場合に，薬剤師は**表2**のとおり，3つの法的責任に問われる可能性があります．
　マンガの中では，患者さんが気づいて健康被害は生じなかったので，民事・行政・刑事のどの責任にも該当しませんが，今後調剤事故を防止するために薬局としてどのように取り組みを行っていくかなどを，該当の患者さんに説明する必要があるでしょう．

表2　薬剤師の3つの責任

民事上の責任	患者に健康被害を与えた場合などに，加害者である薬局や薬剤師個人などは，被害者である患者から，民法に基づく不法行為責任あるいは債務不履行責任として，患者の金銭的救済のために損害賠償責任を追及されます．刑事責任や行政上の責任を問われなくても，民事上の責任を追及されることは多くみられます．
刑事上の責任	業務上必要な注意を怠り，調剤事故等により患者に傷害を与えた，または，死亡させた場合には，業務上過失致死傷罪（刑法第211条）に問われることがあります．また，薬事法や薬剤師法等では罰則規定があり，これらの法律に違反した場合にも刑事責任が問われ，刑罰（懲役若しくは罰金又はこれらの併科）が科せられることがあります．
行政上の責任	薬剤師法第8条において「薬剤師としての品位を損するような行為のあったときは，厚生労働大臣は当該薬剤師を処分することができる」ことが規定されています．処分の種類は，①戒告，②3年以内の業務の停止，③免許の取消しの3種類です．また，被処分者には再教育研修が課されています．再教育研修と「戒告」は，平成18年6月の薬剤師法の改正により整備されました．

（日本薬剤師会：新任薬剤師のための調剤事故防止テキスト，第2版，2012より）

2．調剤事故の原因

　さて，もう一度「ウブレチド事件」について振り返ってみましょう．この事件で特徴的なことは，事故につながってしまった背後にある要因と調剤ま

での工程にあります．

① **背後要因**：「患者さんを待たせるのが嫌で，中身を十分に確認しない」など，日常的に十分な鑑査が行われていなかったこと．また「調剤ミスに気づいたにもかかわらず，薬局開設者に叱責されるのが嫌で報告も回収もしない」という患者さんの安全を確保するうえで必要な，薬剤師としての誠実な対応がとれていなかったこと．

② **調剤までの工程**：一包化する際，自動錠剤分包機を使用していたが，カセット充てん作業の監査が十分に行われていなかったこと．またウブレチドは毒薬のため，他の医薬品と区別し施錠をして管理したり在庫を定期的にチェックするなどの必要があるが，そういった記録も残していなかったこと（35 頁「第Ⅱ章-4. 医薬品の管理」参照）．

　他にもさまざまな要因が考えられると思いますが，この 2 点が継続して改善されなかったことにより，ついに重大な事件が発生してしまいました．必要な監査を十分に行う，そのために時間が必要な場合は患者さんにその旨を説明する，薬の保管方法や在庫チェックを行うなどの「何かおかしなことが起こっていないか確認する作業」を日頃から欠かさない，また調剤過誤に気づいた時点で，患者さんに連絡をし，回収を行うなど適切な対応をとっていれば，刑事事件まで発展することはなかったでしょう．

　そしてこの事件で最も考えさせられることは，**ミスを隠さず上司に報告を行っていれば，患者さんが亡くなってしまうという最悪の事態は避けられた可能性が高い**ということです．

　インシデントやミスが部下から報告されたときには，ただ叱責するのではなく「すぐに報告してくれてありがとう，助かったよ」などと，迅速に報告をしてくれたことを評価するようにしましょう．今後気をつけるよう注意を促すことはもちろん必要ですが，ミスしたことが即マイナス査定につながってしまうような仕組みの導入は，薬局にとってあまりよいこととはいえません．マイナス査定や叱責を恐れるあまり，報告自体がなくってしまうと，ウブレチドの事例のように薬局全体に「ミスを隠ぺいする風土」が定着してしまいます．薬局長として大切なことは，インシデントのような調剤や入力に関わるミスを正確に報告してもらえるような風土，組織をつくっていくことです．報告はスタッフ間で共有し，ミスを 1 件でも減少させ，患者さんの安全確保に努めましょう．

Ⅳ. リスクマネジメント

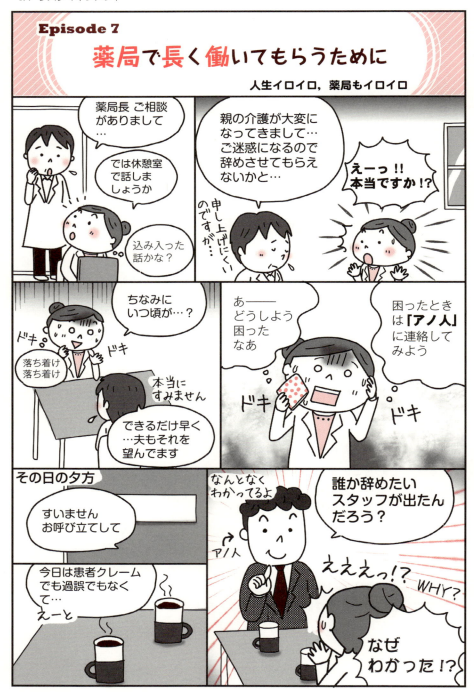

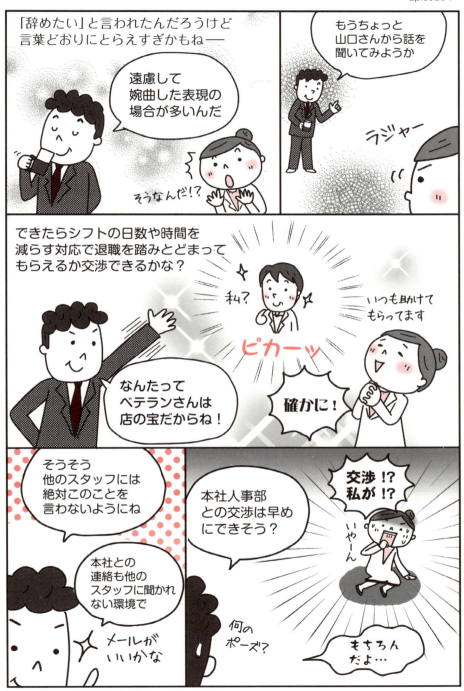

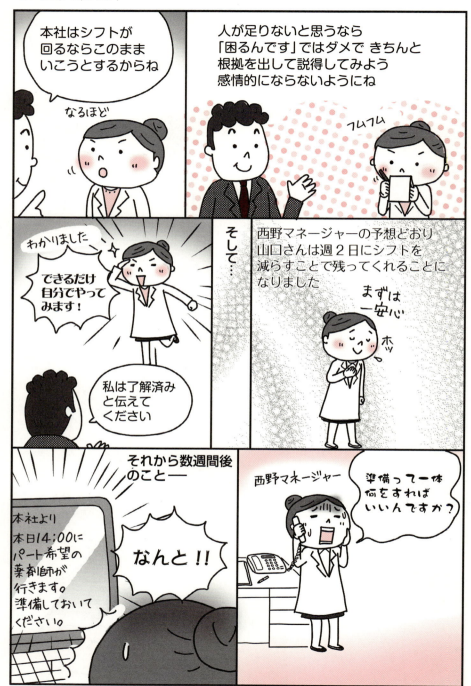

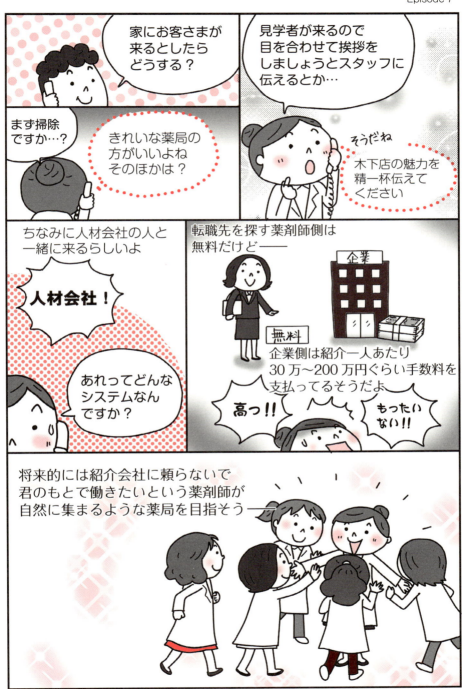

IV. リスクマネジメント

4 スタッフに辞めたいと言われたら

ベテラン薬剤師である山口さんに，突然「辞めたい」と言われてしまった多美子．山口さんは，多美子もとても頼りにしていた存在です．このまま本人の言葉を鵜呑みにして，退職させてしまってよいものでしょうか？「ベテランさんは店の宝」と西野マネージャーが言うように，「今の勤務体制で続けてもらうか，それが無理なら辞めてもらうか」と0か100かという選択を迫るのではなく，相手の状況や言い分に合わせて柔軟に対応していくことが望まれます．

ベテランさんは宝

　なぜ，ベテランさんは薬局にとって"宝"なのでしょうか．ベテランさんのよいところは，なんといっても経験や知識が豊富にあるということです．新人薬剤師が入ってきたときなどは，教育を任せることもできるでしょう．一緒に働くスタッフはもちろん，多美子のようにやる気はあるけれど若くて未熟な薬局長にとっても，わからないことがあればベテランさんに聞くことができるなど，同じ薬局にいてくれると頼もしく感じられます．

　また薬局の利用者は，地域の高齢者や小さい子供を抱えたお母さんなどが多いので，長く勤務しているベテランさんがいると，子供に飲ませる薬のことや，あるいは「近所でいい眼科を紹介してほしい」など，何かと相談がしやすいでしょう．ただでさえ体調を壊して不安になっているときに，よく知らない薬局のスタッフが対応したとしたらどうでしょうか．もしかしたら聞きたいことも聞くことができないかもしれません．以前から知っている顔見知りのスタッフが薬局にいてくれればそれだけで安心できますし，服薬方法に不安がある場合も質問しやすくなるでしょう．

　薬局のご近所さんや取り引き業者との関係においても，薬局に長く勤めている人がいることは，地域の情報が入りやすい，取り引きの経緯を知っていることでなぜ今こうなっているか教えてもらえるなど，メリットが多いといえます．辞めてしまってから，その人のファンが患者さんや業者さんの中にいたことに気づく場合もあるようです．

スタッフに相談される薬局長になろう

　厚生労働省の調査によると，薬剤師の男女比は約4：6で［平成26年 医師・歯科医師・薬剤師調査の概況より］，特に薬局は女性が多く勤務しています．女性は，結婚，妊娠・出産，育児や配偶者の異動・転勤など，ライフイベントによって働き方が変化しやすいと考えられます．また，マンガの中の山口さんのように，家族の介護をすることになったため，今までと同じように仕事をすることができず，やむなく退職するという判断をすることもあるでしょう．各スタッフの家庭事情や生活環境，価値観などによって，仕事に対する優先順位はおのずと変化していきます．そのため，「自分がこんなに仕事をがんばっているように，みんなも同じくらい仕事を大切に思ってくれているだろう」などと思いこまず，まずは自分と他人との優先順位は異なるものだ，と気づくことが大切です．

　また，もう退職が譲れないギリギリのタイミングになって相談されても，上司や会社はおろか，本人にも交渉のしようがありません．そうなってしまう前に，**現在抱えている事情や考えや悩みを相談してもらえる関係を築くようにしましょう．**もしもスタッフに相談されることがあれば，自分の価値観を押しつけることなく，できる限り相手の話に耳を傾け同調し，何とか仕事を続けてもらう方法を一緒に考えましょう．

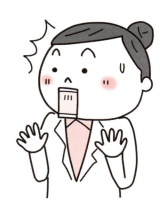

Ⅳ. リスクマネジメント

人生に寄り添う薬局であろう

　前述したとおり，人生にはさまざまなライフイベントが発生します．長く勤務を続けてもらえるよう，最近では，次のような制度を取り入れている企業もあります．これらは，事業主に義務化されていたり，会社が独自に設けていたりとさまざまです．薬局で働くスタッフの権利でもありますので，社内規定などを一読しておきましょう．社内で気持ちよく働くことのできる制度が不足していると感じるときは，勇気をもって提言してみることも検討してみましょう．

1. 産前産後休業制度

　出産を控えた，または出産後の女性労働者が事業主に申請すれば，休業措置を受けることができるという制度です．産後6週間は強制的な休業ですので，就業することはできません．一般的には出産予定日の6週間前（双子以上の場合は14週間前）から請求すれば取得できます．その他に，妊娠中の通勤に配慮して，いわゆる"ズレ勤"（就業時間をずらすこと）や就業時間を短くする制度を設けている企業もあるようです．

2. 育児休業・時短制度

　出産後の女性，またはその配偶者をサポートする制度です．育児休業が取得できる労働者は，原則として1歳に満たない子を養育する男女労働者です．日々雇用される者は対象になりません．また，育児・介護休業法の改正により，3歳までの子を養育する労働者が希望すれば利用できる短時間勤務制度（1日6時間）を設けることが事業主の義務で，所定外労働（残業）も免除されます．これは現在では最低限の制度であるため，たとえば子どもが6歳まで時短勤務やズレ勤を認める，社内に保育所を設置するなどによって子育てをサポートする企業もあります．

3. 介護休業制度

　家族が病気や怪我，精神的な疾患などによって介護が必要な状態になったとき，介護を行う労働者が利用できる制度です．家族の範囲，休暇取得日数，その他条件などが厚生労働省のホームページで確認できます．介護休暇を取得している間の賃金については法的な定めがないため，原則として企業の判断に任されています．

4. ジョブリターン（再雇用）制度

　結婚・妊娠・出産などを理由に離職した社員を，本人の希望により再雇用する制度です．人生のライフイベントによる変化にきめこまかく対応することを狙いとしています．この制度は，本人にジョブリターンが必要となったときに役立つことはもちろんですが，入社を考えているとき，もしくは入社したときに「無理に正社員で続けなくても，また戻って来られる可能性があるんだ」「柔軟な対応をしてくれるから，長く働き続けられそうだな」などと思ってもらえるため，企業イメージを向上させることにもつながります．

5. 限定正社員制度

　一般的に，正社員は残業や配置転換，転勤などがありますが，限定正社員は職務や勤務地を最初から契約によって限定しているため，たとえば「地域限定正社員」であれば，転勤を言い渡されることはありません．薬局薬剤師は女性が多い業種でもありますので，「全国異動可能な正社員」と「地域限定正社員」に分けるなどして，社員一人ひとりの希望に沿えるような制度があると，働く側には魅力に感じられるでしょう．

薬局における採用

　人の入れ替わりが少ないに越したことはありませんが，新しく人を採用することも薬局としてチャレンジの一つです．ここでは，新卒採用と中途採用の違い，また勤務希望者が薬局見学に来たときの対応を考えます．

1. 新卒採用

　新卒採用は，企業にとって非常に労力を必要とします．また正社員として就業経験のない，学校を卒業したばかりの学生を採用するわけですから，即戦力というわけにはいきません．本人のポテンシャルに期待しての採用のため，本当にその企業にとって力になってくれるのかわからないというリスクもあります．一方で，新卒採用には中途採用とは違ったメリットがあります．組織の若返りを図れることはもちろん，一生懸命仕事を覚えようとする姿は既存社員のモチベーションをあげる効果や初心を思い出させてくれる効果があります．また，採用経費が安い，就業経験がないため逆に企業が望む人材を育てることができる，自社への帰属意識をもたせやすい，同期入社の社員同士のつながりが店舗間の円滑なコミュニケーションにつながるなども

Ⅳ. リスクマネジメント

メリットとしてあげられるでしょう．

　新卒採用に関する企業の採用広報開始時期については，経団連（日本経済団体連合会）が「採用選考に関する指針」を出していますが，法的な拘束力はありません．薬剤師だけでなく，事務職なども募集することができます．新卒採用の手順は，一般的には次のとおりです．

- **説明会の実施**：人事・採用を担当する社員以外（たとえば新卒者と年齢の近い入社2〜3年目の社員など）も出席することで，新卒者にその企業のことを身近に感じてもらいやすくなります．説明会に出席している社員は，その企業の顔ともいえます．会社を代表してやってきているということを意識し，たとえば自社に関連する説明だけでなく，就職全般における相談にものってあげましょう．新卒者に優しくて魅力的な人と思われることは，イコール企業そのものの魅力にもつながります．
- **応募時期の設定，面接の実施**：薬局の応募対象の多くは，薬剤師です．例年3月上旬に薬剤師国家試験が行われますので，薬局の採用は一般的な応募時期の設定に通年での応募も加え，採用できる人材の幅を広げましょう．

2．中途採用

　中途採用は新卒採用とは違い，欠員補充や増員，あるいは新たな知識・技術の導入を目的に行われ，即戦力となる人材が求められます．

　薬剤師を中途採用する場合，医療従事者に特化した人材紹介会社もあり，サービスの内容もさまざまですので，そういった会社に一度見積もりを依頼してみてもよいでしょう．その他に，ハローワークや地域の折り込み求人チラシを利用するという方法もあります．また，一般事務や調剤事務も同様です．

3．店舗の見学における対応

　マンガの中で，ミネルバ薬局木下店にも，人材紹介会社の人がパート勤務希望者を連れてきましたね．このように，勤務希望者が事前に薬局や働いているスタッフの雰囲気を確認するために店舗を見学に来ることはよくあります．見学に来てくれた方は，今後一緒に働く仲間になる可能性がありますので，快く迎え入れる準備をしましょう．

店舗見学の対応例

- ✔ 忙しい時間帯を避け，きちんと対応できる時間に来てもらうよう交渉する．
- ✔ スタッフ全員に「○月○日○時にパート勤務希望の見学者が来る」と事前に知らせておき，挨拶をするよう話しておく．
- ✔ 店舗の掃除をする（不潔や煩雑な薬局はイメージダウンにつながる）．
- ✔ 「処方箋枚数」「在庫品目数」「開局時間」などの基本的な情報や店舗の特徴に関して見学者から質問される可能性があるので，きちんと答えられるようにしておく．
- ✔ 患者の薬歴をみせる必要がある場合は，個人情報の漏えいに十分気をつける．

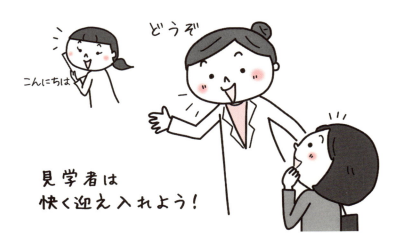

見学者は快く迎え入れよう！

Ⅳ. リスクマネジメント

> **COLUMN　4年制・6年制薬剤師を理解する**
>
> 　2006年度の学校教育法改正に伴い薬剤師法も改正され，大学における薬学教育と薬剤師国家試験制度が変更となりました（図1）．
>
>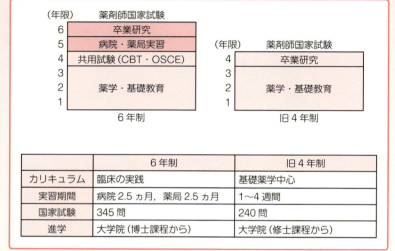

図1　6年制薬学部と旧4年制薬学部の比較
CBT（computer based testing）：コンピューターによる基礎薬学試験．
OSCE（objective structured clinical examination）：客観的臨床能力試験．

なぜ6年制になったのか？

　薬学部が4年制から6年制に変わったのは，医療技術が高度化し，医薬分業の進展により薬剤師に必要な資質が大幅に変わってきたためです．薬学研究者を育成するために4年制の学部も存続させていますが，薬剤師国家試験の受験資格はなく，薬剤師になるためには医療薬学系科目を追加履修しなければなりません．

4年制と6年制の相互を理解する

　上記のように，4年制と6年制では，臨床に対するカリキュラムの割合が異なります．ただ決して，6年制卒業の人に比べて4年制卒業の人が臨床の知識が劣っているわけではありません．6年制を教えている実務家教員は4年制カリキュラム時代の現役薬剤師が多く，卒業後に臨床の現場で数えきれない症例をみています．逆に，6年制も卒業してすぐに一人前かというと，それも4年制のときと同様で，そんなことはありません．臨床での研修を多く経験した分，これからの薬剤師生活にキラキラした向上心をもっていることでしょう．双方に理解を

もち,「この分野については,大学でどのように教えてもらったの?」などとコミュニケーションをとり,相手を知る努力をしてみましょう.きっと面白い,意外な発見もあるはずです.

薬学生の実務実習は受け入れたほうがいいの?

　薬学部が6年制になり,5年生時の実務実習以外にも,早期の段階(たとえば2年生など)で実務実習を行う大学もあります.新人薬剤師には,薬学生受け入れはよい刺激になりますね.新人教育の仕組みなどと連動させる,教え合う風土をつくるなど,魅力ある組織づくりのきっかけとして,積極的に薬学部生の実務実習受け入れを検討しましょう.

　地域の薬剤師会で薬学生の実務実習を取りまとめていると思いますので,まずは,講習会に参加したり問い合わせてみたりすることから始めます.実務実習の際に指導にあたることのできる薬剤師として,認定実務実習指導薬剤師制度があります.研修による認定と更新が必要ですので,確認しましょう.その後はスケジュールの確認や薬局でのカリキュラム策定,担当者の決定など,具体的な事項を決定していきます.

　6年制薬剤師実務実習の制度は始まったばかりです.ぜひ,積極的に受け入れ,自分自身も薬局も活性化していきましょう.

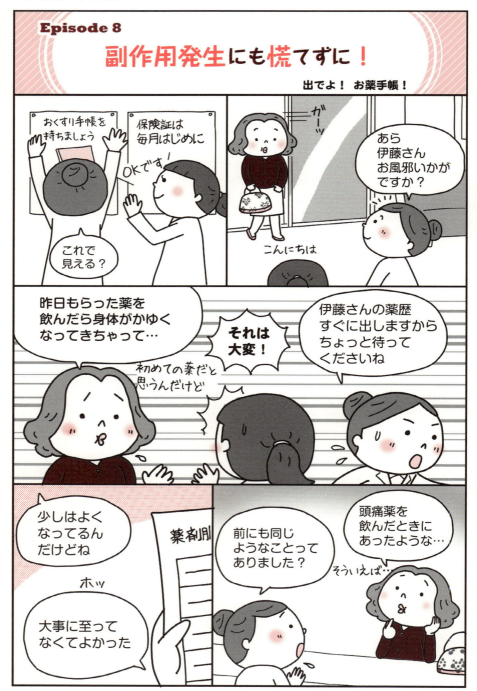

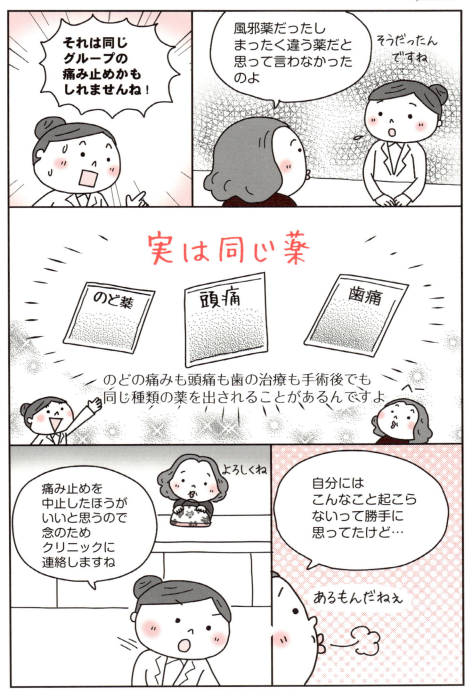

Ⅳ. リスクマネジメント

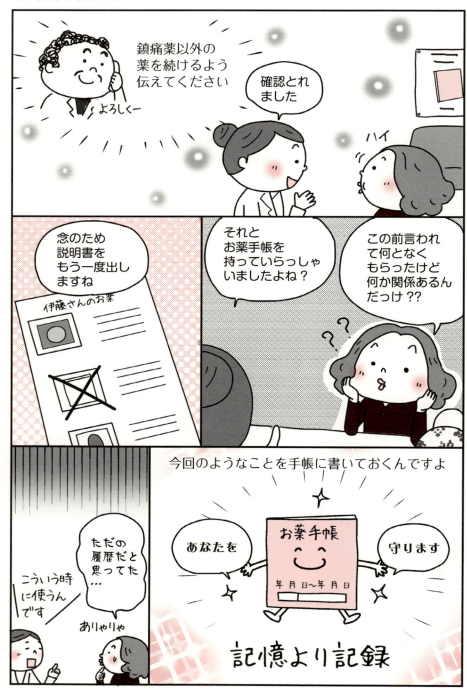

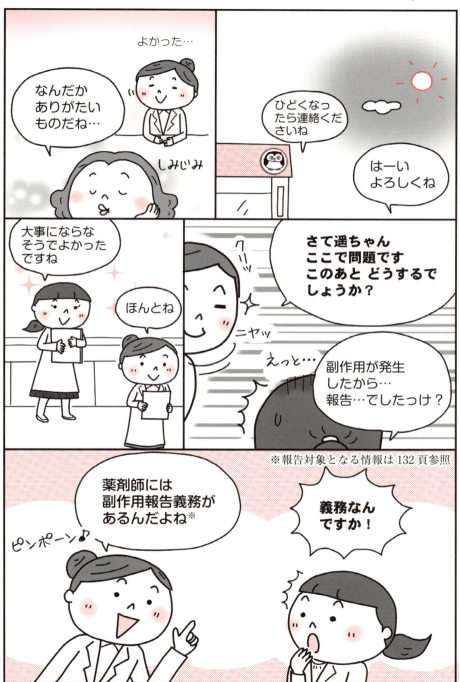

5 副作用発生！

医薬品の価値の土台は「有効性」と「安全性」の情報から成り立っているといえます．医薬品が有効であるということは，同時に多かれ少なかれ副作用が出るということでもあります．だからといって，患者さんに対し「医薬品なんだから副作用が起きるのは当たり前ですよ」という態度をとってよいものでしょうか．それでは，副作用が起きて不安を感じている患者さんにとって頼りになる薬局にはなれませんね．患者さんが医薬品に対して不安を感じているときこそ，薬局全体でしっかりとした対応をとることが重要です．そのためにも，患者さんに副作用が発生した場合の対応や制度について，今一度確認しておきましょう．

副作用が起きたら

1. 有害事象と副作用とは？

「有害事象」とは，医薬品が投与された患者さんに生じたあらゆる好ましくない症状を指します．「副作用」とは，有害事象の中で医薬品との因果関係が疑われる症状を指します（図1）．

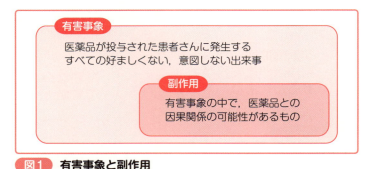

図1 有害事象と副作用

2. 副作用が起きたと思ったら

残念ながら「副作用が起きたら，このようにしたらよい」という絶対に正

しい対処法というものはありません．ただし，薬局としてある程度のルールを決めておくことはできるはずです．スタッフ教育をしておくことで患者さんを不安にさせず，一定のサービスの質を担保できます．

a 副作用発生時の手順例

- まずは焦らず，患者さんの訴えについて記録をとる．
- 適正な服用がなされていたか（服用方法や量に間違いはないか）確認する（誤った服用方法によって副作用が起こっており，それを正すことで治るようならば，服用方法の是正が第一選択となるため）．
- 原因となる医薬品が明確で，服用を中止したほうがよいと思われる場合は，その旨を処方医に伝え，確認をとる（これら一連のやり取りは，すべて薬歴に記載する）．
- 副作用報告をする場合は，PMDA（医薬品医療機器総合機構）あるいは当該製造販売業者らによる調査が行われる可能性もあるため，店舗内で情報を共有しておく．

b 事前にできること

よく処方箋が持ち込まれる病院やクリニックについては，事前に副作用発生時の連絡方法があるかどうか，または決めたほうがよいかどうか相談しておくとよいでしょう．

c 患者さんへの対応

副作用がそれほど重くない，あるいは一過性のものですでに症状が治まっている場合は，「次回受診時に，病院で副作用があったことを医師に伝えてみてください」という対応でも問題ありません．一方いつもそれだけで終わってしまっては「薬局の薬剤師に伝えても何もしてくれない」と不満に思われ，患者さんとの信頼関係を築くことができなくなってしまいます．患者さんから副作用についての訴えを聞いたら，「医師に聞いてください」だけで済ませず，「今は大丈夫だと思いますが，この後こういった症状がさらに出るようでしたら（症状が強くなるようでしたら）すぐにご連絡ください」など，患者さんの不安を受け止めつつ「どこまでが安全でどこからが危険なのか」を提示しましょう．患者さんに「あなたのそばにいつでもいて，いつでも相談にのりますよ」と安心感を与えられるような一言を伝えることが重要です．

Ⅳ. リスクマネジメント

お薬手帳の活用

　過去の副作用歴は，今後の副作用発現を回避するために重要な情報になります．一方で，副作用が出た医薬品を忘れないようにしておいてくださいと言われても，医薬品の名前はカタカナの羅列で患者さんには覚えにくいでしょう．そこで，お薬手帳の活用です．「処方された医薬品の履歴をつけておくもの」という認識しかされていない患者さんが多いですが，副作用が発現したり自身のアレルギーに関する情報をつけておくことで，患者さんに「薬について何かあったときにはここに書く」「これを見れば必要なことが書いてある」と思ってもらうことができます．お薬手帳への記録を継続してもらうことができれば，患者さんの副作用発現や重複処方を防ぐことにもつながりますし，大震災のような有事の際にも役立ちます．薬局は，お薬手帳を漫然と発行するだけでなく，次のような患者さんが活用したいと思える工夫をしましょう．

> **お薬手帳活用のための工夫例**
> - ✔ 薬局内にお薬手帳を持参することを呼びかけるポスターを貼る．
> - ✔ 薬袋に「次回もお薬手帳をお持ちください」などとあらかじめ印字しておく．
> - ✔ 手帳がボロボロになったりしないよう，また診療券が入れられるように，お薬手帳のカバーを用意する．店頭販売を行ってもよい．
> - ✔ 次回受診日を書き込んでおく．
> - ✔ 副作用や飲み忘れ，症状の変化を聴取した場合，その旨を書き込む．
> - ✔ 処方内容が記載されたシールをお薬手帳に貼るだけではなく，「○月△日より処方に変更なし」「処方追加」など，一目で処方の変化がわかるようにする．
> - ✔ OTC 医薬品や健康食品購入時にも記載する，その声かけをする．
> - ✔ キャラクターのイラストが描かれている手帳など，今はいろいろな種類の手帳が発売されているので，子供向け，成人男性・女性向け，高齢者向けなど，薬局に置くお薬手帳の種類を増やす．「あそこの薬局では，可愛いお薬手帳がもらえる」という口コミが広がれば，集客にもつながる．

知っておこう！ 副作用報告制度

　医薬品の特徴として，治験の人数や投与期間が限られていることから，開発段階で十分に副作用に関する情報が得られない，予測ができないということがあげられます．そのため，医療の現場で実際に行われた治療を通して医薬品をより使いやすく有効性および安全性の高いものに育てていく「育薬」が必要となります．わが国には，薬機法によって医薬品の情報の集積と必要な市販後安全対策の確保を目的とし，副作用報告制度が設けられています（図2）．

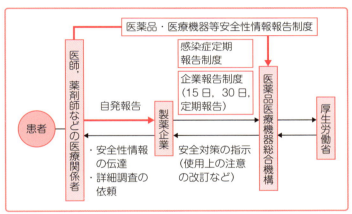

図2　副作用・感染症報告制度
［公益財団法人MR認定センター教育研修委員会（監）：MRテキストⅢ医薬概論 2012，2015年改訂より改変］

（薬機法第68条の10第2項）
　「薬局開設者，病院，診療所若しくは飼育動物診療施設の開設者又は医師，歯科医師，薬剤師，登録販売者，獣医師その他の医薬関係者は，医薬品，医療機器又は再生医療等製品について，当該品目の副作用その他の事由によるものと疑われる疾病，障害若しくは死亡の発生又は当該品目の使用によるものと疑われる感染症の発生に関する事項を知つた場合において，保健衛生上の危害の発生又は拡大を防止するため必要があると認めるときは，その旨を厚生労働大臣に報告しなければならない．」

Ⅳ. リスクマネジメント

1. 報告対象となる情報

すべての副作用を報告しなければならないわけではなく，薬機法が示すとおり「保健衛生上の危害の発生又は拡大を防止するため必要があると認めるとき」に報告を行う必要があります．具体的には**表1**の事例を参考にしてください．

表1　報告対象となる情報

1	死亡
2	障害
3	死亡につながるおそれのある症例
4	障害につながるおそれのある症例
5	治療のために病院又は診療所への入院又は入院期間の延長が必要とされる症例（3および4に掲げる症例を除く）
6	1から5までに掲げる症例に準じて重篤である症例
7	後世代における先天性の疾病又は異常
8	当該医薬品，医療機器又は再生医療等製品の使用によるものと疑われる感染症による症例等の発生
9	当該医療機器又は再生医療等製品の不具合の発生のうち，1から7に掲げる症例等の発生のおそれのあるもの
10	1から8に示す症例以外で，軽微ではなく，かつ，添付文書等から予測できない未知の症例等の発生
11	当該医療機器又は再生医療等製品の不具合の発生のうち，10に掲げる症例の発生のおそれのあるもの

（平成26年11月17日薬食発1117第5号より）

医薬品，医療機器または再生医療等製品との因果関係が必ずしも明確でない場合であっても報告をしましょう．なお，感染症に関する報告については，2005年7月より重篤度にかかわらずすべての症例を報告対象とすることに改められました．

一方，製薬企業のMRらは，医療従事者らから副作用情報と思われる情報を受けると，軽微であっても，また因果関係が不明であっても会社の副作用を収集・検討する部門である安全管理部門に報告する務めがある（**図2**の自発報告の矢印）とGVP省令で定められています．具体的には，副作用連絡票を記入し，重篤や未知の可能性がある症例については，その後，関係者への詳細調査などを行い，製薬企業からPMDAに症例報告します（**図2**の企業報告制度の矢印）．一般的には報告期限が定められていますので，これらが発生した場合には，面倒くさがらずに，MRの訪問時間を決めるなどし

て調査に協力しましょう．

　医薬部外品および化粧品についての健康被害などの情報を知った場合には，「化粧品・医薬部外品安全性情報報告書」によって報告します．健康食品・無承認無許可医薬品よると疑われる健康被害については，最寄りの保健所に連絡します．

2．報告方法

　PMDA のサイトで報告用紙がダウンロードできます［医薬品医療機器法に基づく副作用・感染症・不具合報告（医療関係者向け）］．報告用紙には注意事項が記載されていますので，それをよく読み必要事項を記載し，PMDA に郵送，FAX もしくは E メールで報告しましょう（図3）．

　医療機関からの報告後，PMDA より製薬企業へ情報が提供され，必要があれば製薬企業が医療機関に対し詳細な調査を行います．製薬企業に課せられている企業報告制度については，製薬企業から用紙が提供されます．

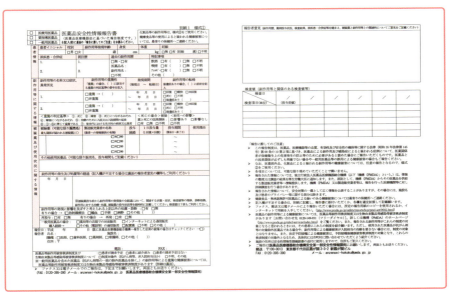

図3　医薬品安全性情報報告書
(http://www.pmda.go.jp/safety/reports/hcp/pmd-act/002.html より)

万が一のために 〜医薬品副作用被害救済制度〜

1. 医薬品副作用被害救済制度とは

　「医薬品副作用被害救済制度」(図4) とは，医薬品 (処方箋医薬品だけでなく，薬局などで購入した一般用医薬品も含まれます) を適正に使用したにもかかわらず，その副作用により入院治療が必要になるほどの重篤な健康被害が生じた場合に，医療費や年金などの給付を行う公的な制度のことです．薬機法および薬機法施行規則により薬局開設者や店舗販売業者は「医薬品による健康被害の救済に関する制度に関する解説」を掲示しなければならないと規定されていますので，患者さんに「医薬品副作用被害救済制度」をきちんと知らせなければなりません．

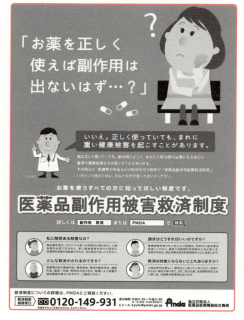

図4　薬局掲示用「医薬品副作用被害救済制度」ポスター
(http://www.pmda.go.jp/files/000203353.pdf より)

2. 請求方法

　給付の請求は，副作用によって重篤な健康被害を受けた本人またはその遺族が直接，PMDA に対して行います．症状と治療や服薬との因果関係を証明するために，医師の診断書や投薬証明書，あるいは薬局などで医薬品を購入した場合は販売証明書が必要です．ただし抗がん薬など，本制度の対象外

となる医薬品もあります．また医薬品の使用方法が適正ではなかった場合などは救済の対象となりません．

3．給付の可否判定

PMDAが，厚生労働大臣による医学・薬学的判定に基づいて給付の支給の可否を決定します．この決定に不服がある場合は，厚生労働大臣に対し審査を申し立てることができます．

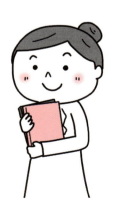

Ⅳ. リスクマネジメント

COLUMN　ワーク・ライフ・バランス

ワーク・ライフ・バランスとは

　ワーク・ライフ・バランスとは，一言でいえば「仕事と生活の調和」ということです．内閣府のホームページには，ワーク・ライフ・バランスが実現した社会を「国民一人一人がやりがいや充実感を感じながら働き，仕事上の責任を果たすとともに，家庭や地域生活においても子育て期，中高年期といった人生の各段階に応じて多様な生き方が選択，実現できる社会」と定義しています．

　マンガの中で主人公の多美子は，今のところ仕事を中心としたバランスがよい生活状態を保っているようです．しかし今後の人生には，結婚，妊娠・出産，育児，親の介護，疾病や障害をもつ家族の介助といった，さまざまなライフイベントが発生することが想定されます．こういった生活上の出来事や趣味と仕事とのバランスがとれなくなり，両者が対立している状態を「ワーク・ライフ・コンフリクト」といいます．たとえば，長時間労働が原因でコンフリクトが生じている場合は労働時間を見直してみるとよいでしょう．一方で仕事ばかりしていても問題ないという人もいますので，個々の状態を見極めることが大切です．なお，ワーク・ライフ・バランスに関する誤解として，次のようなことがあげられます．

×仕事はほどほどにして，それ以外の生活を充実させることだ．
→限られた時間内で今までと同じか，それ以上の質の向上を目指すこと．

×企業が「うちの会社ではこうします」と決めるものだ．
→仕事や生活に関する考え方は，人それぞれ．100人いれば100とおりのワーク・ライフ・バランスが存在する．

×出産・育児に関わる女性の問題である．
→仕事以外の生活とは出産・育児だけとは限らない．男女関係なくさまざまな生活上のイベントを両立させていくことである．

　ワーク・ライフ・バランスを重要視しなければならなくなったのには，次のような背景があります．

　かつての日本での仕事に対する典型的な考え方は"就職＝就社""年功序列で終身雇用制度""女性は結婚を期に退職"というものでした．また時代は高度成長期にあり，フルタイム勤務や残業などをするのが当たり前という社会だったのです．

　しかし1990年代以降，男女雇用機会均等法の施行の影響もあり，女性を戦力化する動きが急速に進んでいきます．一方で，出産や育児などのためにフルタイムで働き続けるのがむずかしい社員を，いかに限られた時間内で活用するかが企

業側にとって大きな課題となりました．

ワーク・ライフ・バランスと薬局長の役割

　医療関係の仕事は，定時に始業・終業が可能で，決まった日に休みをとれるような一般的な仕事とはどうしても異なります．それは，私たちが相手にしているのが患者さんだからです．患者さんの急変は，夜中であろうと早朝であろうと祝日であろうと起こります．薬局は開局時間が限られていることが多いですが，最近は深夜営業や24時間営業を行う薬局も増えました．今後，このような店舗はますます増えていくことでしょう．患者さんの要望に応えることができる，それ自体はよいことです．しかしだからといって，管理監督者の労務管理がめちゃくちゃでよかったり，労働法規の知識が不足していても許されたりするわけでは決してありません．

　管理者である薬局長がスタッフの働き方の多様性（ダイバーシティ）や仕事量の配分を考え，労働者の健康と生活を守っていかなければならないのです．ダイバーシティというのは直訳すると「相違」「多様性」ということで，ビジネス用語としては「社員それぞれの違いを認知し，その違いを積極的に活用することで，変化し続ける社会環境や顧客のニーズにすばやく対応し，企業の売上に貢献していくこと」という意味になります．

　薬局長として気をつけたいことは，次のとおりです．

① 自己の目標を最優先にしすぎない
② 薬局スタッフのそれぞれにおけるワーク・ライフ・バランスとは何かを知ろうと努める
③ 長時間勤務＝頑張っている，ということではないと理解する

　また，薬局長自身がワーク・ライフ・バランスを実践してみせるのも一案です．「こんな人になりたい」というロールモデルを自身で示すことができれば，スタッフのモチベーション維持・増進につながります．

Pharmacy Management

第V章

薬局のリーダーとは？

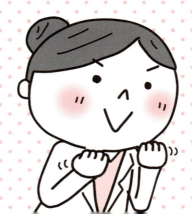

V. 薬局のリーダーとは？

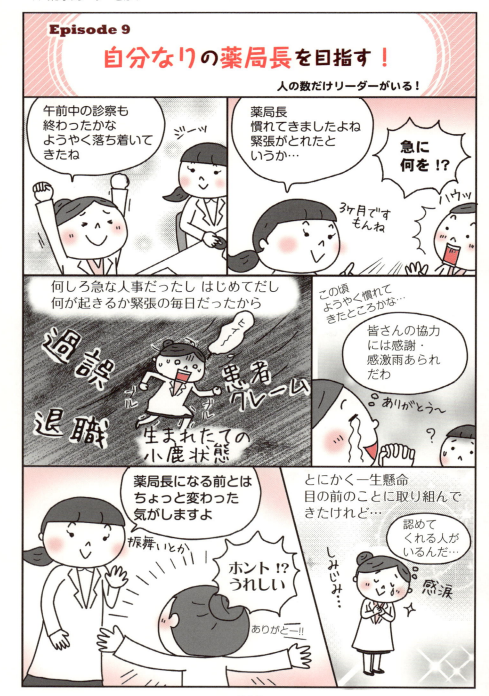

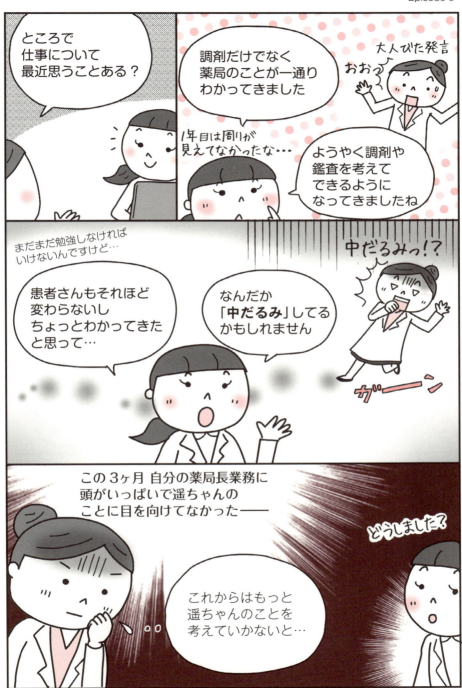

V. 薬局のリーダーとは？

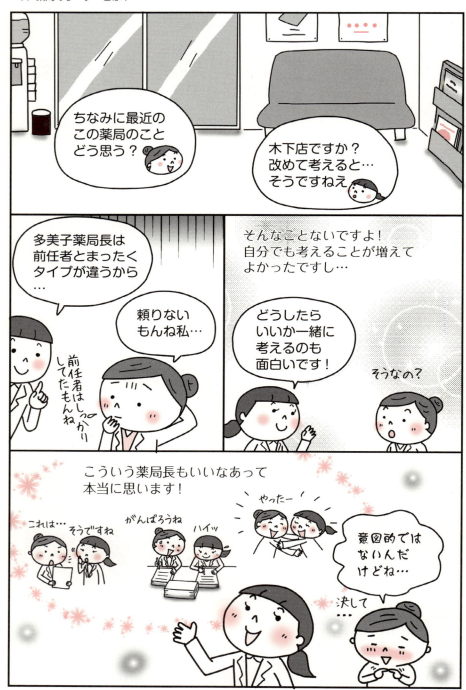

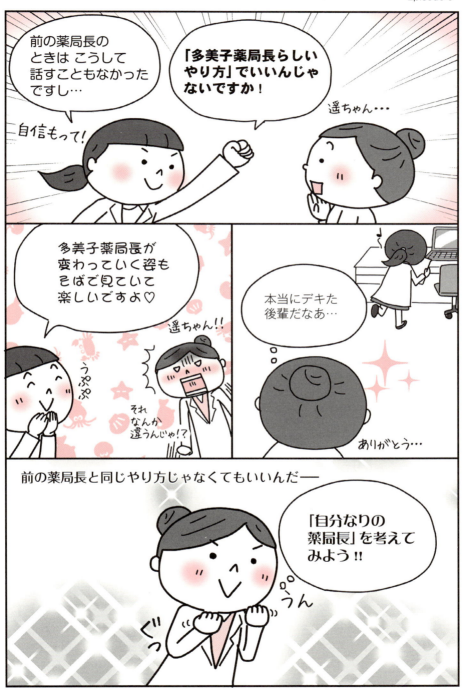

V. 薬局のリーダーとは？

リーダーの種類は ひとつじゃない

> 多美子は，後輩である2年目薬剤師の遥の気持ちをはじめて聞きました．今まで自分のことで精一杯だった多美子ですが，自分が落ち着かないと人の気持ちにまで配慮するにはなかなかむずかしいものです．薬剤師一人体制の薬局においても，病院や患者さん，業者さんらからみれば，薬局長は薬局の顔であり，薬局のリーダーです．でも，リーダーってなんでしょう．ここでは，薬局のリーダーの役割や振る舞いについて考えていきたいと思います．

リーダーの種類と役割

1. リーダーの役割

a 方向性を示す

あなたが薬局長になった薬局が，どういった薬局になるのか，なりたいのか，その方向性を定めましょう．向かうべき方向は常に同じでなければならないということはありません．運営を進めていく段階で，変更してもよいでしょう．

> **薬局の方向性例**
> - 地域に愛される薬局になりたい
> - かかりつけ薬局として機能したい
> - クリニックや介護ステーションからも相談される開かれた薬局になりたい
> - 清潔感を重視する薬局になりたい
> - スタッフが長く勤められる薬局にしたい　など

b 組織を整える

あなたが勤務する薬局は，今の仕組みでうまく機能していますか？ うまく働いていない部分があるのであれば，それらを一度見直すことを指します．すぐに取り組めないものもあるかと思いますが，問題を見て見ぬ振りせず，優先順位をつけ，最重要項目から取り組んでいきましょう．スタッフ間で守るべきルールも共有化しましょう．

取り組み例

✔ 患者さんをお待たせする時間が長い
　→声かけの仕組みをつくる，調剤工程を見直す
✔ スタッフ間で情報共有ができていない
　→連絡ノートなどを作成する
✔ 在庫管理が不十分である
　→管理方法を改める　など

C エンパワーメントを進める（図1）

　エンパワーメントとは，簡単にいえばスタッフ一人ひとりの「自発的に問題を解決するための力」を引き出すことです．薬局長であるリーダーは，それぞれのスタッフがもつ才能や可能性に焦点をあて，みずからがリーダーシップを発揮できるように支援します．たとえば，割り振りしやすいものから業務を振り分けるというのも手です．OTC医薬品に関する取り組みはAさん，掲示物の見直しはBさん，在庫の見直しはCさん……そしてそのすべてに対し，薬局長が相談相手になるとよいですね．スタッフに任せておいて，ほったらかしにするのはNGです．

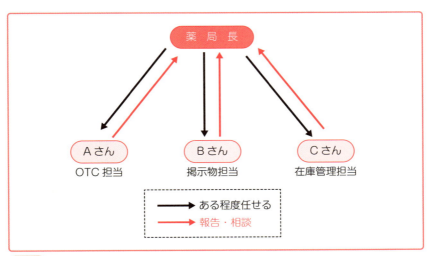

図1　エンパワーメントの一例

d 模範となる

　リーダーが信頼され，周囲の人間から「こんな人になりたいなぁ」と思われることが重要です．皆の模範になることができれば，エンパワーメントも組織を整えることも方向性を示して皆で協力し合うことも，自然と進めやすくなると思いませんか？　能力的な部分ももちろん疎かにしてはいけませんが，人間的に魅力がなければ人はついていきません．常に学級委員タイプでなくでも誠実，明るい，話をよく聞いてくれる，周りがよくみえる，じっくり深く考えられるなど，個性があってよいと思います．

2．リーダーの種類はひとつじゃない

　前項を読んで，「リーダーの役割はわかったけど，それをすべて自分だけでやるのは無理！」と思った方もいるかもしれません．しかし，**リーダーというのは人によってさまざまな形があってよいのです**．リーダーは，主に次のように分類できます．

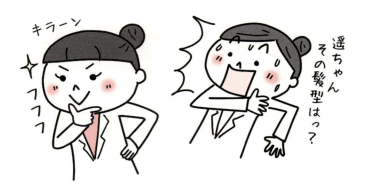

ⓐ 牽引型（図2a）

　恐らく多くの人が抱く「リーダー」とは，この牽引型のリーダーなのではないでしょうか．リーダーみずからが強い理念を打ち出しつつ，組織の先頭に立って，引っ張っていくイメージです．目標達成に関する情熱や意欲，また鋭い観察力で見据えた将来像に感銘を受け，フォロワーはリーダーについていこうと判断します．ベテラン経営者など，圧倒的な経験や才能がある場合は，この牽引型になることが多いと思います．非常に危機的な状況であるにもかかわらず，短期間で結果を生み出さなければいけないようなときに，この牽引型のリーダーは非常に力を発揮します．デメリットとしては，リーダー個人の資質に頼るところが大きいため，万一リーダーがいなくなってしまった際に，組織はそれまでのパフォーマンスを生み出せなくなるということや，フォロワーそれぞれがみずから考えて動かなくなってしまうということがあげられます．

ⓑ 底上げ見守り型（支援型）（図2b）

　リーダーみずからが組織をどんどん引っ張っていく牽引型とは違い，フォロワーをうしろから見守りながら，目標を達成できるよう下から押し上げていく，現在にわかに注目を集めているリーダーシップの形です．一番賢い羊を先頭で歩かせ，うしろからその他の羊がついていく．その形を創り上げる「羊飼い」にもたとえられることがあります．支援型のリーダーシップを取り入れている企業は，顧客を一番理解している現場の従業員を組織の一番上に位置づけて考えます．組織を率いるリーダーは，顧客の最も近くである現場が働きやすいよう支援をしていくのです．いわれたことをやるよりも，自分で発案して実行したい！　というタイプの従業員がいる場合に有効です．しかしながら，支援型リーダーシップの成立のためには，フォロワーにある程度の能力や意欲，技術が備わっているということが前提条件のため，リーダーにはまず社員教育という基盤づくりが求められます．

ⓒ 全員モーター型（図2c）

　組織全員が自主的に考え行動するという形のリーダーシップです．うまくいけば，組織としての最強型といえるのかもしれません．電車でたとえるならば，全車両にモーターがついている状態ですので駆動力は抜群です．リーダー不在時やそれぞれの得意とする場面では，入れ替わりでリーダーの役目を務められる，そんな組織をイメージするとよいでしょう．近年，意思決定のスピードアップも求められています．そんな時代だからこそ，この全員がリーダーであるという全員モーター型のリーダーシップが役立つのです．も

V. 薬局のリーダーとは？

　もちろん「船頭多くして船山に上る」のことわざのとおり，おのおのが自分の利益を優先したり意見を押しつけ合ったりするだけでは成果は出ません．また，しっかりした業務報告をスタッフに意識づけることも必要です．明確な目標をもち，それを達成するためにリーダーシップは発揮されるべきで，ここでもやはり，そのための人材育成が重要です．

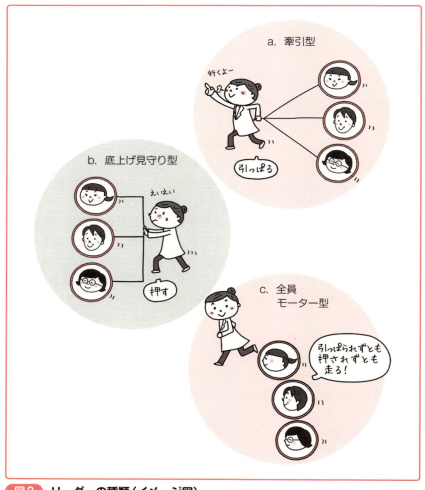

図2　リーダーの種類（イメージ図）

あなた自身の性格や能力，店舗スタッフの成熟度，そのときの状況によって，どのタイプが適しているかが変わってくると思います．薬局長が一人ですべてを決めなくとも大丈夫です．まずは「どんな薬局を目指そうか」とスタッフと話し合ってみてもよいでしょう．また確かに，元々リーダーに向いている人もいます．もしも「自分にはリーダーなんて向いていない」「人の上に立つなんてとんでもない」と思う人がいたとしても，トレーニングや心がけによってリーダーには誰しもがなれるのです．「リーダー像のただ一つの正解」というものはありません．もしも薬局長に任命されたら，自分なりのリーダーになれるように頑張りましょう．

目標設定はモチベーションを左右する

リーダーはスタッフを教育し，成長させる責務があります．そのためには，組織として達成するべき「目標」を設定しましょう．でも，そもそも目標って，どのように設定するのでしょうか．**目標設定には，「具体的な」「個人にとって魅力的な」「可能性のある」こと，さらに「達成感を味わう」ことが大切**です．

1．「具体的な」とは

たとえば，「不動在庫を減らす」という目標をあなたが立てたとしましょう．これは一見よさそうな目標設定にみえますが，いつまでに，どのくらいなど，具体性が不足しています．具体性が不足していると，どうやってその目標を達成してよいかがわからないので，行動があいまいになってしまいます．「不動在庫を半年で3万円減らす」など，具体的に数字や期間まで示すことができれば，「ではまず不動在庫と通常在庫を区別し，整理してみよう」「系列店舗間で譲渡できないか検討してみよう」など具体策が思い浮かびますし，同時にマイルストーン（進捗を管理する途中の節目）も設定することができます．

2．「個人にとって魅力的な」とは

組織としてだけでなく，スタッフ一人ひとりの目標も大切です．今後どのような薬剤師になりたいのか，どのような社会人になりたいのか，仕事だけではなくプライベートや健康・身体面や人間関係……など，一度面談の機会をもつなどして，薬局長みずからスタッフの志向を聞いてみてもよいと思い

ます．「達成したい」と強く思える目標を設定するほうがモチベーションのアップにもつながりますので，なかなか目標がみつからない，うまく設定することができないスタッフがいる場合は，まずその人の好きなこと，その人の人生において大切にしていることなどを聴取してみるとよいでしょう．

3.「可能性のある」とは

簡単に達成できるような目標設定では，そこに向かって頑張るということもできませんし，逆にあまりに大きな目標を掲げてしまうと，何に手をつければよいのかわからなくなったり，挫折して失敗感を味わうことでモチベーションが下がったりと逆効果になってしまいます．**目標設定には，「レベル」が重要です**．どのくらいのレベルが好ましいかというと，最初にあげた「大きな目標」と「簡単な目標」のちょうどあいだに位置するようなことを思い浮かべるとよいでしょう．たとえば，運動不足を解消しようと「1年間，毎日10 km ランニングするぞ！」と目標を立ててもなかなか続かず挫折してしまいそうですが，「1週間，毎日駅でエスカレーターを使わずに階段を使おう」だったら簡単にできそうですよね．ということは「1ヵ月，毎日駅で階段を使い，週2日はウォーキングをする」が中間くらいでしょうか．このように，目標は「頑張れば手が届きそうなレベル」に設定をすることがとても重要です．

4.「達成感を味わう」とは

目標設定の目的はさまざまありますが，その一つに「目標をクリアしたときに達成感を味わう」ことがあげられます．人からは些細と思われるような目標でも構いません．何か達成すればそれはあなたの成功体験として心に刻まれますし，「やった！ できた！ 嬉しい！」という気持ちは，また次も頑張ろうと思わせてくれるエネルギーとなるはずです．そのため，目標はできれば"頑張れば手が届きそうな目標"にプラスして"達成感を味わわせるための小さい目標"を複数設定するとよいでしょう．たとえば，「一日笑顔ですごす」「週末に部屋の掃除をする」「夜21時以降は間食をしない」など，これらを毎日少しずつ達成することがあなたの自信になり，大きな目標達成へのモチベーション維持にもつながります．

自分の目標に向かって，きちんと計画を立て，実行し，評価し，再計画をするという **PDCA (Plan-Do-Check-Action) サイクル**を回しましょう（56

1. リーダーの種類はひとつじゃない

頁「第Ⅲ章-1. 知っておくべきお金のキホン」参照）．目標を設定したならば，放っておかずにその目標が今どこまで達成できているのか，期日までに達成できそうなのかタイミングをみて確認するようにしましょう．

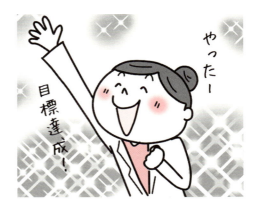

スタッフを活性化させる

　スタッフを活性化させることは，リーダーとしての大きな仕事の一つといえます．しかし，活性化と一言でいっても，具体的に何をすればよいのでしょうか．

1．仕事を任せる
a "デキるリーダー"は仕事を任せる
　あなたは「人に仕事を任せるくらいなら，自分でやったほうが速い」なんて思っていませんか．そうなんです．自分ができる仕事を人に任せるって，簡単なことではありません．こういった考えに陥るのは，個人プレーヤーとしては優秀である人が多いといわれています．ただ，会社というのはチームで動かすもので，たった一人の力では大きい成果をあげることはできません．確かに，人に任せると自分がやるより時間がかかってしまいますし，本当にちゃんとできるだろうかとヤキモキすることもあるかもしれません．しかし，長期的にみると人に仕事を任せることは**表1**のようなメリットがあります．

表1　人に仕事を任せるメリット

- 人に仕事を任せることで，本当に自分にしかこなせないような仕事に取り組む時間を増やすことができる．
- 余計なストレスを抱えることなく，精神的余裕も生まれる．
- 人に任せることで「そうか，こんなやり方もあるのか」と自分とは異なる視点や方法を発見できる．
- 任されたスタッフは，最初のうちは戸惑うことや失敗することもあるだろう．しかし，仕事を任されることは「私はリーダーに信頼されているんだ」という自信につながり，何より仕事を完遂したとき，間違いなくそのスタッフは成長を遂げている．そのとき，きっと「この仕事，面白いなあ」と思ってくれるはず．

　表1の繰り返しによって，組織は鍛えられ，十分な力を発揮できるのです．どんなに優秀な人間でも，一人でできる仕事量は限られています．仕事を任せない限り，自分はいつまでも忙しく，周囲の人間はいつまでも成長しないということを覚えておきましょう．

b 人に仕事を任せたら
　仕事を任せるといっても，どんな仕事でも誰かれ構わず任せてよいというわけではありません．リーダーは，まずこの仕事は誰が適任なのか見極める

1. リーダーの種類はひとつじゃない

必要があります．そして，もしも任せるスタッフに意欲はあるが経験や技能が不足している場合は，リーダーが指導をしながら進めなければいけません．教育の仕方にはいろいろあると思いますが，**まずは「ここだけは絶対に気をつけて」という点をピックアップして教えてあげるとよいでしょう**．そして，相手がまだ仕事に慣れていない人（新人さんなど）である場合は，ある程度のサポートや定期的な進捗状況の確認が必要です．

またここで重要なのは，「仕事を任せる」と「仕事を丸投げする」ということは大きく異なるということです．「じゃあ，あとはよろしく」の一言で，ろくに情報も与えずに放り投げるのは最悪です．当然，その仕事はうまくいくはずもありませんが，それはいい加減な依頼をした自分に責任があると思いましょう．

一方で「任せる」ということは，相手を信頼し仕事に対する裁量権を与えるということでもあります．いったん仕事を任せたら，こちらから無用に口出しするのは控えましょう．「自分と違うやり方をしているなあ……」と思っても，グッと我慢して見守ることも必要です．もちろん相手の質問には快く応じ，そのときに「そういえば……」という感じで，気になっていたことを問いかけてみましょう．任せるときは「時間あるでしょ」などという言い方は絶対にせず，「○○さんが適任だと思って」「○○さんだったらお願いできるかなと思って」など，相手が気持ちよく了承する形で仕事を任せましょう．

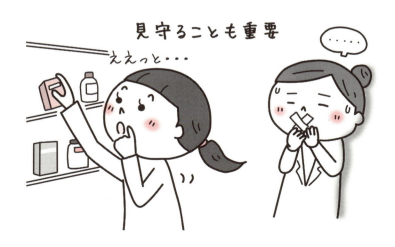

2. みえる化によるモチベーションアップ

　誰に何を任せているのか，誰が何に取り組んでいるのか，その進捗はどうなっているのかを，スタッフ全員で共有しておくようにしましょう．情報をオープンにし，みえるようにすることによって，仕事を任された本人の自覚が強くなります．また，何かしらの問題やトラブルが発生したときにも，他のスタッフに相談しやすいですし，アイディアが出やすくなるはずです．仕事を見事に完遂したときにも全員でそれを共有できるので，その人の評価は上がり，達成感をより味わうことができるというメリットもあります．

3. 信頼を得よう

　これがリーダーにとって最も大切なことです．実は，「技術が最も優れていること」はリーダーの必要条件ではありません．クレームが発生し，不安に感じているスタッフがいたとしたら，みずから前に出て対処してあげる，苦手な作業に取り組んでいるスタッフがいたら「すごいね，できるようになったんだね」とほめるなど，一人ひとりをしっかりみて，理解し，積極的に声をかけましょう．声かけは「存在を認めてくれている」という安心感をスタッフに与えることができ，信頼を得る第一歩となります．薬局長は薬局を取りまとめるリーダーとして，エンパワーメントを進めつつ，何か問題があったときはすぐに相談してもらえるような存在になるとよいですね．

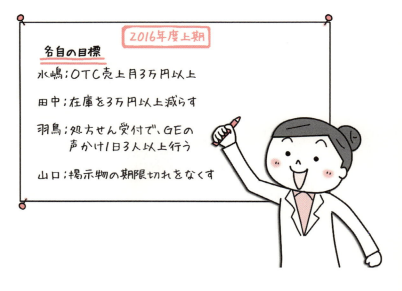

COLUMN　リーダーシップに関する名言

ウォルト・ディズニー
「勇気は，いかなる状況でもリーダーシップの最も重要な要素である．特に新しい事業を始める場合はリスクを伴う．始めたら，その勇気を継続することが大切だ」
［ウォルト・ディズニー（著），高橋 康子（訳）：ウォルト・ディズニーがくれた夢と勇気の言葉160，ぴあ，東京，p15，2006 より］

　そう，リーダーの第一歩は，「自分がリーダーになる」と勇気をもって行動することです．一度勇気をもてたら，それを自信にして継続しましょう．いつ始めるか……そう，今でしょ！

野村克也
「私は以前から，監督は『気づかせ役』だと考えてきた」
［PRESIDENT 2013 年 11 月 4 日号より］

　ぐいぐい引っ張るだけではない．スタッフに問題は何かと気づかせ，自身の力で前に進ませるよう仕向けるというのも一つのリーダーシップの形ですね．
　（西野エリアマネージャーは，このタイプでしょうか？）

ピーター・ドラッカー
「リーダーたることの第一の要件は，リーダーシップを仕事と見ることである」
「リーダーは尊敬されるが，必ずしも好かれるとは限らない」
［P. F. ドラッカー（著），上田 惇生（訳）：プロフェッショナルの条件—いかに成果をあげ，成長するか，ダイヤモンド社，東京，2000 より］

　これは厳しい言葉ですね！　みんなに好かれ，慕われることは望ましいですが，おもねるばかりで顔色をうかがっているようではリーダーシップは発揮できません．成果をあげるためには，ときに厳しく接することも必要です．

V. 薬局のリーダーとは？

育てて，育とう！

多美子には，自分のことをわかってくれて，何でも相談できる西野さんというロールモデル（この人のようになりたい！　と思う人のこと）がいます．薬局スタッフを育てることも薬局長の大切な仕事の一つですが，それだけではなく自分自身も成長していくことが周囲からは期待されています．ここでは，スタッフへの教育に欠かせない，教え方，ほめ方，叱り方，またスタッフのやる気を引き出す方法，人材育成の取り組みについて紹介します．

教える，ほめる，叱る

1. 教え方
a 教えるとは

　私たちは家庭や学校生活，趣味の場などでさまざまなことを学んでいきます．その中で「教わる」ということは数多くあっても「教える」という経験はあまりしてこなかったのではないでしょうか．それが社会人になり，後輩ができ，今までは教えてもらう側だったのに，突然，教える側にまわって戸惑っている人も多いかもしれません．後輩や部下に対して，「言ったはずなのにやってくれなかった」「教えたはずなのにできていなかった」なんて思うことがありませんか？　そしてついつい「え？　それさっき言ったよね？」「どうしてできないの？」「何度同じことを言わせるの？」なんて相手を責めていませんか？　確かに教わるほうにも問題はあるかもしれませんが，「教える」というのは，「相手がそれをしっかり理解し，行動できるようになるまで導くこと」なのです．厳しい言い方ですが，相手があなたの教えたとおりに行動できていないということは，あなたの教え方が不十分であった可能性が考えられるのです．

b 言語化とコミュニケーション

　教えるというのは，私たちが普段無意識に行っていることを言語化していくということですので，まずは，自分が教えたい内容を具体的な言葉にしていくことを心がけましょう．教えるのが上手な人は，この言語化が上手な人です．確かに仕事の手順はともかく，「コツ」のようなものは言語化しにく

いものです．教える立場にまわるようになったら，普段から「これをどうやって人に伝えるか」を意識するとよいでしょう．また，教える側と教えられる側の経験や常識が異なっていることは多々あります．世代が異なるスタッフに対し，「こんなこと，教えなくても常識だろう」と思うこともあるかもしれませんが，それはあなたの常識であって，人には通じないこともあることを理解しましょう．たとえ自分は当然のように行っている物事でも，なぜそれをしなければならないのかを含めて，他人がわかるように言葉にできているかを確認しましょう．教えることは，教えられる側の体制も必要です．相手の年齢，職歴などに合わせて，教える量やタイミングを見計らいましょう．そしてたまには教えている内容を振り返り，相手の理解度を確認することも必要です．

c 言葉を鵜呑みにしない

仕事を教えていると，「わかりました」「大丈夫です」「できます」などという言葉をよく聞きませんか？ それを鵜呑みにしたりせず，本当にきちんと行動できているか確認し，理解度を判断しましょう．「わかりました」という言葉の多くに嘘や悪気はないのです．そのときは「わかった」と思い込んでいるだけなので，「もう！ わかってないじゃない！」と怒ったりせず，「そこは，○○じゃなくて△△のようにやるんだよ」とそこから修正をすればよいのです．**どのような場面においても，感情的になることは厳禁です．**

2．ほめ方
a ほめる目的とは

そもそもなぜ，スタッフをほめる必要があるのでしょうか．相手に媚を売り，気に入られるためでしょうか．違いますね．スタッフをほめる目的，それはスタッフの望ましい行動や長所や成果をきちんと評価し，そのよい行動を継続してもらうこと，また次の取り組みに前向きにチャレンジしてもらうことです．ほめることは，スタッフの成長ややる気の向上にもつながり，また店舗内の人間関係も円滑になるでしょう．

b ほめ方

読者の方の中には，ほめるのが苦手という人もいるかもしれません．後輩や新人をほめてはあげたいけれど，ほめるべきところがみつからないという意見もよく聞かれます．確かに教える側からすれば，入ったばかりのスタッフは未熟で稚拙な部分だけが際立ってみえるかもしれません．しかし，何も特別な出来事を捉えなければいけないというわけではありません．たとえ

ば，経過報告をしてくれたときに「いつもすぐに報告してくれてありがとう」「しっかり報告できてえらいね」など，やってくれたこと，事実をきちんと捉えて賞賛すればよいのです．

　頑張ったけど目標が達成できなかったという場合はどうでしょう．ここで諦めずに取り組み続けるか，または気持ちを切り替えて別の仕事に取りかかってほしいですよね．どんな気持ちでその仕事に取り組んだのか，困ったことはあったか，何にやりがいがあったか，結果についてどう思っているかなど，そのスタッフから話を聞いてみましょう．その中で，注意するべきところはもちろん注意したほうがよいですが，やる気を出してもらうためには小さなことでも「それはすごいね」などとほめることも大切です．話を聞いてコミュニケーションをとることで，「この人は信頼できる人だ」と感じてもらえますし，本人の安心にもつながります．また，やったことを身体と頭が覚えている状態というのが肝心なので，できるだけすぐにその場で，具体的にほめることが効果的です．

> **声かけ例**
> ✔「この仕事，むずかしかったと思うけど，よくここまで一人でやれたね」
> ✔「すごく仕事が速いね．よかったらどうやったのか，教えてもらえる？」
> ✔「きちんと続けられていてすごいね！　私も見習うようにするわ」

　他人の前でさりげなくほめるのも，テクニックの一つです．ただし，ほめるといっても前後関係を読まずに「さすが，仕事ができる人は違うね」などと手放しで賞賛したりすると，「この人，何もわかっていないな」「全然みてくれていないな」と思われ，かえって信用を失うことにもなりますので注意しましょう．

3．叱り方，その後のフォロー
a 「叱る」と「怒る」の違い

　さて今度は一転「叱る」ということを考えてみましょう．特に若い部下や後輩の指導において「叱る」というのはとても重要です．「叱る」目的は何でしょう．それは，**組織や職務においてあるべき水準に達していないことを自覚させること，守らなければならないルールやマナーからの違反・逸脱を正すことで，対象者の未来の行動を変えることにあります**．

　部下から嫌われたり辞められたりしたら困ると考え，叱ることを苦手に思う人もいるでしょう．そういう人は「叱る」を「指導する」という言葉に置き

換えてみましょう．薬局の業務において，守らなければならないことは多くあります．それは薬歴記載や調剤の手順など技術的なことから，マナーまで多岐にわたります．それらから，逸れてしまったときにはどこで逸れてしまったのか，正しい道筋はどこなのか，戻るためにはどうしたらよいかを明確にして話しましょう．

　叱るときに，リーダー自身が感情を爆発させたりストレスを発散させたりしてしまうと，それは「怒る」という行為になってしまいます．相手は萎縮し，確かにそのときはコントロールしやすくなるかもしれませんが，長期的にみて組織におけるプラスにはならないでしょう．また，あなた自身も毎回部下や後輩の行動に怒って感情を揺さぶらせていては，疲れてしまいますよね．きちんと「叱る」ためには，叱る側の感情を十分に落ちつかせる必要があります．

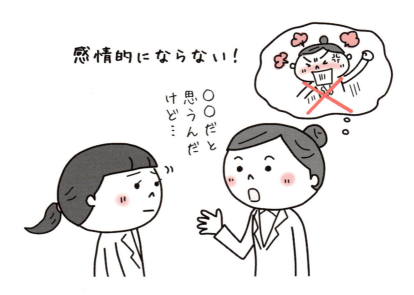

b 叱り方

　状況やスタッフの気質・能力，あなた自身の性格によって叱り方はさまざまだと思いますし，これという正解はないように思います．しかしながら，避けたほうがよい叱り方は存在しますので覚えておきましょう（表1）．

　叱るというのはむずかしいものです．しかし，叱らなければスタッフに気づきを与えることができないこともあります．気づきが与えられれば，やる気を引き出すきっかけにもなるのです．**叱ることは自分の感情を爆発させるためではなく，あくまでも相手の未来の行動を変えるためだということを忘れないようにしましょう**．確かに，叱られれば一時的に落ち込むかもしれませんが，心をこめさえすれば大丈夫．後になって思い出したときに，あなたに叱ってもらったことをありがたかったなと思うようになるはずです．

表1　叱り方のよい例・よくない例

よい例	● 違う考え方や視点があるということを気づかせてあげるような叱り方 　例：「〜と思うんだけど，あなたはどう思う？」 　　　「〜というやり方にしてみない？」など
よくない例	● 自分の先入観や常識を押しつけるような叱り方 　例：「〜するべきだ」「〜するのが当たり前でしょう」 　　　（あなたにはあなたの常識があるように，相手には相手の常識があります．そこを土台にして話を進めようとしても，反発されてしまい言葉が入っていきません） ● 他人と比較するような叱り方 　例：「どうして○○さんはできるのに，あなたはできないの？」 　　　「ね，△△さんもそう思いますよね？」など

c 叱った後は，フォローを忘れず

　どんなに気配りをして叱っても，叱った後は後味のわるい思いをしたり気まずい空気が流れたりすることもあるでしょう．もしかしたら，叱った相手と距離を置きたいと思うかもしれませんが，それは相手も同じことです．**叱った側から誠意をもって相手に接するようにしましょう**．思っている以上に相手が落ち込んでしまっていたり自信を喪失したりしている場合は，再度「あなたには期待している」など，声かけを行いましょう．「私もいろいろ失敗したよ」と過去の自分の失敗談を話すと，相手も自分のことを身近に感じてくれますし励みになると思います．完璧な人間なんて誰一人いません．「くじけず頑張ろうね」「あなたならできると思って話しているんだよ」など，励ましの言葉を忘れずにかけてあげましょう．

成長する仕組み

1. メンタリング制度（図1）

　メンタリング（mentoring）とは，人材育成・指導方法の一つです．「メンター」（mentor）と呼ばれる指導者が，指示や命令ではなく，アドバイスをしたり対話をしたりすることを通して「メンティー」（mentee）と呼ばれる被育成者の自発的・自律的な成長を支援する方法を指します．メンターはメンティーの悩みや疑問に関する相談を受け，解消できるよう支援し，メンティーの社会人・組織人としての成長を促します．

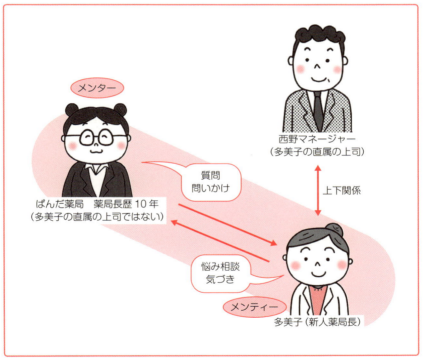

図1　メンタリング制度のイメージ

　メンターは直属の上司が務めればよいのかというと，そんなこともありません．メンターがサポートしなければならない範囲は業務以外のこと（プラ

イベートな悩みや人生相談）も含まれ，また部下の人数も一人とは限らないため，面倒見がよかったり，メンティーと境遇が近かったりする先輩薬剤師がメンターに選出されるほうがスムーズにいくようです．もしも，直属の上司がメンターとなった場合は，その関係性にもよりますが，**メンティーが相手に気兼ねして相談できなくなっていないか注意が必要です**．自分の人事や業務を評価している人間に対しては，誰でも萎縮し本音が言いにくくなるものです．そうなってしまうと，メンタリング制度が本来意図するものが成し遂げられなくなってしまうので注意しましょう．

　企業における導入例：数組について期間を設けてメンタリング制度を実施し，導入前と導入後でどのように状況が変化したか，成果はあったのかについて発表を行うという方法もあります．その結果によると，育成されるメンティーだけではなく，指導をするメンターの側にも多くの気づきがあることがわかっています．

2. 情報交換ノート

　情報共有のためだけではなく，スタッフ教育をする際もノートを活用しましょう．被育成者と教育担当者のあいだの交換日記のようなノートを作成します．Eメールなどでもコメントのやり取りは可能ですが，1冊のノートに日誌のように記録しておくほうが，簡単に，かつ有効的に過去を振り返ることができます．定期的にノートを見直し，意識的に過去を振り返ることで，「できていなかった自分」から「できるようになった自分」を自覚できるようになり，スタッフが自信をもてるようになるでしょう．また「こんな小さなことで悩んでいたんだ」と過去の自分を客観視できますので，自分自身の成長の軌跡を実感することもできます．

3. 外部での勉強会や進学

　日本薬剤師会は「**常に自己研鑽に励み，最新の情報に精通している**」ことを，かかりつけ薬剤師の資質の一つとしてあげています（「地域の住民・患者から信頼される『かかりつけ薬剤師』『かかりつけ薬局』の役割について」参照）．薬局内や会社内だけでは物足りない，もっと外の世界を知りたい！　と思った方．素晴らしい向上心です．薬剤師としても，社会人としても，常に学ぼう，成長しようという気持ちは，あなたを変えていく原動力になります．世の中には学べる場がたくさんありますので，少しご紹介します（表2）．

表2　外部での勉強会の場

薬剤師として	● 製薬企業の勉強会 ● 地域の勉強会 ● 学会参加 ● e-learning（イーラーニング） ● 日本薬剤師研修センターの薬局・病院実習 ● 各大学薬学部の生涯学習講座 ● 認定薬剤師 ● スポーツファーマシストなどの薬剤師の認定資格取得
その他	● コミュニケーション，語学など ● MBA・MOT取得

ⓐ 薬剤師として

- **製薬企業の勉強会**：製薬企業が主催する勉強会です．平日夜や土曜日に開催されることが多く，製品の説明やその周辺の治療に関わる講義も併せて行うこともあります．ただし，開催が都市部に多いため，参加が限られます．参加がむずかしい場合は，自身の薬局でよく調剤する薬や診療科についての勉強会をお願いしたい旨をMRさんに相談し，薬局に説明に来てもらうのもよいでしょう．

- **地域の勉強会**：地域の薬剤師会で定期的に勉強会を開催しているところもあります．また，薬剤師向けの講義ではなくても，一般市民向けの認知症予防や歯科，食事に関する市民講座のようなものでも受講してみると，一般の方が何に興味があるのか，どのような指導をしているのかなど，得るものがあると思います．

- **学会参加**：日本薬剤師会学術大会，日本薬局学会学術大会，病院薬局協議会学術フォーラム，日本医薬品情報学会，日本社会薬学会フォーラム，J-HOPフェスティバル（全国薬剤師・在宅療養連絡会）など，薬剤師に関わる学会にもさまざまなものがあります．学会員でなくても参加費を支払うことで学術大会や年会に参加できるものも多いですので，ぜひ足を運んでみましょう．

- **e-learning（イーラーニング）**：自宅でもインターネットを通じて，さまざまな講座を受講できる仕組みが増えています．日常の業務で勉強会に出かける時間がつくりにくい薬剤師の方にはおすすめです．年間で総合的な学習を対象として申し込むものや，講座ごとに申し込むものなど，さまざまなコースがあります．企業として取り組むことでもよいでしょうし，企

V. 薬局のリーダーとは？

業に頼らず，自分自身で講座を選び，自分自身に投資するのもよいでしょう．
- **日本薬剤師研修センターの薬局・病院実習**：現在，薬剤師を育成する薬学部では，薬局実習と病院実習が授業として課せられています．学生時代に実習に行っておけばよかった……と諦めていませんか．日本薬剤師研修センターでは薬局と病院の研修を行っています．地域は限られているようですが，学生時代に実習に行けなかった人でも受講可能です．
- **各大学薬学部の生涯学習講座**：各大学において，生涯学習として薬学に関わる講座を開催しています．近くの大学や出身大学のホームページなどを確認し，興味があるものからぜひ受講してみましょう．もしかして恩師にも会えるかも！？
- **認定薬剤師**：上記のようなさまざまな講座や勉強の結果，生涯にわたる研修などの実績の保証として，定められた単位を取得し，その成果を客観的に認定する制度があります．主なものに，日本薬剤師研修センターが主催する研修薬剤師制度と，日本薬剤師会が主催するJPALSという仕組みがあります．それぞれで単位取得の方法が異なりますので，自分がどの仕組みでどの認定制度を活用するのかを決めるとよいでしょう．
- **スポーツファーマシストなどの薬剤師の認定資格取得**：スポーツファーマシストとは，スポーツにおけるドーピングを防止することを目的として，薬の正しい使い方の普及などを行います．薬剤師の資格を有し，所定の課程を修めることで，認定されます．

ⓑ その他のスキルアップ

- **コミュニケーション，語学など**：薬局運営には薬に関わること以外の知識・技能も必要です．たとえば，薬局全体の財務状況を知るためには会計の知識が，スタッフが心地よく働ける職場づくりにはさまざまなコミュニケーション能力やメンタルヘルスの知識が，外国人が多いエリアでは語学力が必要な場面もあると思います．簿記，TOEICといった試験にチャレンジすることでモチベーションも上がりますよね．そういった"プラスアルファ"の勉強は，自身の仕事の幅だけでなく，人生の幅を広げることにもつながります．
- **MBA・MOT取得**：会社全体のことを考えたい，会社を立ち上げたい，新しいサービスを考えたいなどのモチベーションをもっている方におすすめなのがビジネススクールです．主に，組織にとっての経営資源である人，金，物・サービス，情報などに関わるテーマを体系的に学び，MBA

（master of business administration），MOT（management of technology）といった経営学修士を取得します．2年間の通学が基本です．

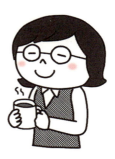

V. 薬局のリーダーとは？

> **COLUMN 認定・専門薬剤師について**
>
> **どのようなものがあるのか？**
> 　薬剤師が取得可能な認定制度は**表1**のように，認定制度と学会や薬剤師会，研修センターなど，主催する団体が多岐にわたります．
>
> **表1　薬剤師が取得可能な認定制度**
>
> | 主催団体名 | 認定制度 |
> | --- | --- |
> | 日本薬剤師研修センター | 研修認定薬剤師* |
> | | 漢方薬・生薬認定薬剤師* |
> | | 小児薬物療法認定薬剤師* |
> | | 認定実務実習指導薬剤師* |
> | 日本薬剤師会 | クリニカルラダーレベル5* |
> | 日本病院薬剤師会 | がん薬物療法認定薬剤師 |
> | | 感染制御専門薬剤師，感染制御認定薬剤師 |
> | | 精神科専門薬剤師，精神科薬物療法認定薬剤師 |
> | | 妊婦・授乳婦専門薬剤師，妊婦・授乳婦薬物療法認定薬剤師 |
> | | HIV感染症専門薬剤師，HIV感染症薬物療法認定薬剤師 |
> | | 生涯研修履修認定薬剤師 |
> | 日本医療薬学会 | 指導薬剤師，認定薬剤師 |
> | | がん指導薬剤師，がん専門薬剤師 |
> | | 薬物療法専門薬剤師，薬物療法指導薬剤師 |
> | 日本臨床薬理学会 | 認定薬剤師 |
> | | 認定CRC（臨床研究コーディネーター） |
> | 日本緩和医療薬学会 | 緩和薬物療法認定薬剤師* |
> | 日本静脈経腸栄養学会 | NST（栄養サポート）専門療法士 |
> | 日本医薬品情報学会 | 医薬品情報専門薬剤師* |
> | 日本腎臓病薬物療法学会 | 腎臓病薬物療法専門薬剤師，腎臓病薬物療法認定薬剤師 |
> | 日本臨床救急医学会 | 救急認定薬剤師 |
> | 日本化学療法学会 | 抗菌化学療法認定薬剤師 |
> | 日本プライマリ・ケア連合学会 | プライマリ・ケア認定薬剤師* |
> | 日本アンチ・ドーピング機構 | スポーツファーマシスト* |
> | 日本サプリメントアドバイザー認定機構 | サプリメントアドバイザー* |
>
> *薬局勤務でも取得しやすい認定制度．

どこに勤務していたとしても一定期間内に集合研修や自己研修を受け，定められた単位を取得し認定されるものもあれば，試験による合格が必要なもの，また病院での具体的な療養内容に関わる研修歴や専門医からの指導，学会発表や症例サマリーの提出が求められる高度なものなど，さまざまな認定制度があります．

　残念ながら，薬局の勤務だけでは取得できる認定薬剤師の種類が限られます．ただ，申請資格や試験内容を調べてみるだけでも，薬剤師の可能性について考えることができると思います．ぜひ，自身のキャリアアップのためにも自信をもって服薬指導できる分野を広げるためにも，資格取得にチャレンジしてみるとよいでしょう．

研修認定薬剤師制度からさまざまな認定薬剤師設立へ

　たとえば，受講シールを緑の手帳へ貼ることで知られている日本薬剤師研修センターが定める研修認定薬剤師制度は，認定薬剤師の中で一番歴史が古く1993年からスタートして，2015年9月末時点で約4万人の薬剤師が認定を受けています．この認定研修は，薬局現場における教育は限界があり，それを外部研修の受講により自己研さんし補完していこうという意図があります．過去の研修は，製薬企業の製品説明を前座とした医師によるレクチャーが主流となっており，薬剤師による主体的な学習には程遠いという指摘もあったため，さまざまな認定薬剤師が生まれました．

　認定薬剤師になって，何のメリットがあるのか？　という声も少なからずあるのは確かで，認定の有無が患者さんの健康維持増進に影響を与えるかどうかのエビデンスも残念ながら現時点ではありません．しかしながら，研修内容に日常業務で得られた知識を取り込んで，薬歴記載を充実させ，疑義照会の質の向上に役立てている薬局もあります．つまり，認定をメリットのあるものにできるかどうかは，自分の力量次第でもあるのです．また，認定を取得するために援助が出たり，取得できた場合は給与へ反映させている会社もあります．

認定を取得するために～スポーツファーマシストの例～

　ここで，筆者・水 八寿裕が取得している比較的簡単に認定が可能な「スポーツファーマシスト」について**表2**に紹介します．現実的な話になりますが，認定を取得したからといって，それだけで何か新しい仕事が入るわけではありません．認定者自身が主体的に活動することでそのフィールドが広がるのです．たとえば，スポーツファーマシストの場合は，地域の中でみずからが選手となって活動したり，トレーナーや監督としてアスリートを育成するなどの関わりからお薬相談のニーズが生まれてきます．他の認定も同様です．他の医療職種や患者さん・家族らに対し，薬剤師として何ができるのかをアピールし，その学習成果を実践する

V. 薬局のリーダーとは？

> **表2　スポーツファーマシストの概要**
> - 主催：公益財団法人　日本アンチ・ドーピング機構（JADA）
> - 資格要件：薬剤師であること（薬剤師の実務経験不要）
> - 申し込み：毎年4月中旬～5月連休明けまで（2015年度実績による）
>   →基礎講習の受講（集合研修，座学）
>   →実務講習会を受講
>   →知識確認テストの実施
>   →合格者に認定証が発行される
> - 認定取得後の活動例：
>   ・2020年東京オリンピックに向け競技者・指導者に対する情報提供
>   ・地域の学校教育・ドーピング防止教育への参加

(http://www.playtruejapan.org/sportspharmacist/index.html より)

場がなければ，単なる知識のインプットで終わってしまうでしょう．認定薬剤師はあくまでも患者さんにより質の高い医療を提供するための手段であり，取得自体が目的化していては本末転倒です．取得した結果，自分はその認定をどのようなシーンで活かしたいのか，まずはそのイメージをしっかりもつようにしましょう．

2016年4月，診療報酬の改定にて「かかりつけ薬剤師指導料」を算定するための条件として，薬剤師認定制度認証機構が認証している研修認定の取得が必要となりました．認定を患者さんのために役立てる時代がやってきたことになりますね．

組織の血流「ホウレンソウ」

　ほうれん草？　組織には緑の血が流れているのだろうか!?　いいえ，そんなことはありません．「ホウレンソウ」とは，**「報告」「連絡」「相談」**の略で，「報連相」と書きます．当時，山種証券の社長であった山崎富治氏が社内で始めた「ほうれんそう運動」を起源とし，『ほうれんそうが会社を強くする』（ごま書房，1986 年）がベストセラーとなり全国に広まりました．よく勘違いされていますが，この「報連相」は，部下へ「報告・連絡・相談が大事なんだからしっかりやれよ！」と強要することではありません．**組織において「報連相」をしやすい環境をつくることがいかに大切かを説いた言葉なのです**．

　一人では成し遂げられないことを複数の人間で連携して達成する，これが組織のもつ力であり，意味するところです．この組織をスムーズに動かすために重要なのが「報連相」で，ときに体内に流れる血液にたとえられるほど，組織にとってなくてはならないものです．そしてこれは薬局という組織でも同様に大切なことであると考えられます．薬局長が薬局で働くスタッフ個人にそれぞれ仕事を振り分けた際，気がつけば個人が好き勝手に動き，薬局長の知らないところで問題が発生している……なんてことがあったら困りますよね．こういったことを未然に防ぎ，コミュニケーションを円滑に進め，風通しのよい組織をつくる基本となるのが「報連相」です（図 1）．

報告	部下が上司に対して業務の経過や結果を知らせること
連絡	情報を関係者に周知させること
相談	判断に迷うときに意見を聞いてアドバイスをもらうこと

図 1　コミュニケーションの基本

V. 薬局のリーダーとは？

報　告

　「報告」の対象となるものは，上司が部下に指示した業務です．部下は，業務遂行にあたって，その経過や結果を上司に伝達する必要があります．**伝達方向は縦関係で，過去〜現在に起こったこと・起こっていることに関して行うコミュニケーションが「報告」だと思えばよいでしょう．**

　薬局においてその内外で起こる問題は，管理薬剤師が管理する責任がありますので，薬局スタッフは薬局長であり管理薬剤師である多美子に報告することになります．一方で，薬局も会社組織の一部ですから，多美子は多美子で会社組織の上司である西野エリアマネージャーに報告をする必要があります．もちろん，部下が上司へ報告をすることは重要ですが，部下がいつでも報告をしやすい雰囲気を上司がつくることも重要です．組織においては，報告は義務であるとも考えられます．その義務を履行するために，双方が努力しなければなりません．

1．部下として気をつけたいこと

① **相手の都合を確認する（ただし，重要な報告はすぐに行う）**：マナーとして，目上の人に話しかける際は「報告したいことがあるので，お時間いただけますか」と一声かけて相手の都合を確認しましょう．また，急ぎの報告でない場合やシフトが異なり直接伝えることができない場合などは，メモで渡したりメールで報告したりするなどの工夫を行うとよいでしょう．ただし，クレームや調剤事故などの重要な案件にあたっては「緊急の用件なのですが……」「クレームが入ってしまったのですが……」と至急性をアピールし，具体的に内容を伝え，時間をとってもらうようにしましょう．何事も臨機応変が大切です．

② **結論を先に伝える**：一般に，女性は結果に至るまでの過程を重要視する傾向にありますが，業務においては結果・結論が最も大切です．事が起こったプロセスから話し始めると，話が長くなり話を聞く相手からすると「……で，結局何が言いたいの？」ということになってしまいます．結論から伝えるのが苦手だと感じる人は，日々の業務の中で「結論から申しますと……」と先に言うよう訓練していきましょう．

③ **まず事実を（意見や憶測は分けて伝える）**：報告された事象について，報告された側がその現場にいなかったとすると，報告内容だけで状況を想像するしかありません．その際に，報告する側の意見や憶測を事実とな

いまぜにして話すと，何が事実か事実でないのかわからなくなり適切な判断ができなくなってしまいますよね．まずはできるだけ正確に，簡潔に，事実だけを伝えましょう．

④ **メモを用意する**：報告を行った後，何か指示や次の展開があるかもしれませんので，常にメモは用意しておくとよいでしょう．これは，報告される側も同様です．

2．上司として気をつけたいこと

いつも忙しそうにカリカリしていては，報告したくても部下は遠慮してしまいますよね．日々の業務の中で声かけを行うなどして，業務報告をしやすい雰囲気づくりを心がけましょう．また，上司として都合のわるい報告だったとしても「そんな報告は聞きたくない，何とか頑張って」と無視したり避けたりするようでは，報告の意味がありません．下からの意見を吸い上げ，改善できるよう対処し，働きやすい職場を目指しましょう．些細な報告であっても「そんなこといちいち報告してこないでよ」などと言わず，「報告ありがとう．そのくらいのことだったら，次からあなたに任せるよ」とさりげなく「どこから報告しなくてよいのか，するべきなのか」を伝えるようにし，部下の自主性を育てることも重要です．

連　絡

業務を行っている以上，誰しもが情報の発信者・受信者になりえます．「報告」は上司と部下間の縦方向の伝達手段でしたが，**「連絡」は立場に関係なく組織外にも必要な，横方向の伝達手段です**．たとえば，「○○社の担当がアプロ12月からBさんに変更になります」「来週の月曜日の午後に薬局を見学に来られる方がいます」など，これから起こる未来の出来事に関するコミュニケーションが「連絡」です．連絡を行う際は，次の点について心がけましょう．

① **迅速に，簡潔に連絡する**：連絡はできるだけ早く関係各所に伝えましょう．変更があったら，その都度連絡をするようにしましょう．

② **言い間違いに気をつける**：情報は事実を確実に伝えなければなりません．言い間違いや事実誤認に気をつけましょう．「言った」「言わない」にならないよう，後述するノートでの連絡や記録に残るメールなどで伝えることも有用です．

③ **順番を考え，関係者に漏れなく伝える**：「私は聞いてなかった」などの社

内トラブルにならないよう連絡する順番や，スタッフ全員への周知ができているかを意識しましょう．

④ **連絡ノートをつくる**：ここでもノートが活かされます．記録に残りますので，後から振り返ることができる，全員が正しく同じ情報を共有できるという利点があります．ただし，迅速性に欠けますので，すぐに周知したほうがよいようなことは口頭で先に伝え，議事録としてノートに残しておくという方法がよいでしょう．連絡ノートには，内容を確認した人がチェックできるようサインまたは押印する欄を設けると確認漏れを防ぐことができます（174頁，**図2**参照）．

相 談

相談の目的は，何か物事を決めかねているようなときに，他者との対話により判断材料を増やすことにあります．**縦関係・横関係にかかわらず今，まさに起こっている問題に関して行われるコミュニケーションが「相談」です**．また，「報告」「連絡」が一方向的に行われるものであったのに対し，「相談」は互いに意見を出し合い，何らかの結論を導き出すために行われるわけですから，双方向的であるともいえます．

① **心配になったら，まず相談でよい**：疑問や心配事が発生したときに，忙しいからといって相談を後回しにしていませんか？ 問題を放置して悪化することはあっても解決することはまずありません．「これで大丈夫だろう」と自己判断で勝手に進めず，相談または質問をして確かめてから実行しましょう．深刻な問題やプライバシーに関わるような案件である場合は，タイミングを見計らい別室を用意して相談します．

② **上司だけでなく，後輩や同僚にも頼ろう**：人から相談されると「頼られているんだ」「信頼されているんだ」と嬉しくなり責任感も生まれますよね．直属の上司には，気兼ねすることなくどんどん相談して，信頼関係を築いていきましょう．もちろん相談相手は，上司や先輩だけでなく同僚や，場合によっては部下や後輩でも問題ありません．

③ **新しいことをやりたいときも，相談**：業務中に，「もっとこうしたら，業務の効率化ができる！」と新しいアイディアが思い浮かぶこともあるでしょう．それは素晴らしいことですが，勝手に行動するのはNGです．まずは上司に相談し，なぜそれが必要なのか，今問題になっているのはどういったことなのかとデータや根拠を用いて説得するとよいでしょう．

④ **直接会って相談しよう**：臨機応変さが必要とされる場合は，ノートやメールではなく対面で行うことが望ましいでしょう．また直接話をすることで，文面では伝わりにくい現場の雰囲気も理解してもらいやすくなります．

薬局内の報連相を円滑にするツール例

　日々の薬局業務で多忙であったり，あるいはシフト制を採用していたりすると，全員が顔を揃えて集まりをもつというのはなかなかむずかしいかもしれません．各薬局の状況に応じて，朝礼・終礼の実施や，連絡ノートの設置，薬局連絡会の開催など，連絡ツールを備えて「報連相」の活発な薬局を目指しましょう．

報連相を円滑にするツール例

- **朝礼・終礼（昼礼）**：シフト制かどうかにもよりますが，少なくとも週に一度は，短時間でもスタッフ全員で集まれる時間をつくるようにしましょう．時間帯は，朝でも昼でも夕方でも，各職場の状況に応じて判断しましょう．
- **薬局連絡会の開催**：朝礼などの他に，月に1回1時間程度，スタッフ全員で集まりをもち，きちんと対話する時間をつくることが望ましいでしょう．短時間の朝礼などでは相談しにくい用件について討議したり相談したりする場を設け，スタッフが一人で悩みを抱え込むことを防ぎます．
- **ホワイトボード（図2）**：小さくてもよいので，出勤してくるスタッフ全員の目に入りやすい位置にホワイトボードを設置するとよいでしょう．脚つきのもの以外に，壁かけタイプもあります．業務における連絡事項などを記載しておきましょう．
- **連絡ノート（図2）**：その日の朝礼で話したことを記載しておき，その場にいなかったスタッフも後日確認できるようにしておきます．スタッフ間の情報格差が是正されます．

　また，マンガの中で多美子は後輩の遥に対し「仕事について最近思うことある？」とみずから聞いていますよね．こうした積極的な声かけもとても重要です．なかには耳が痛い情報もあるかもしれませんが，「報連相」をされたときは，煙たがらずよく聞いてあげましょう．できたら，話をさえぎら

V. 薬局のリーダーとは？

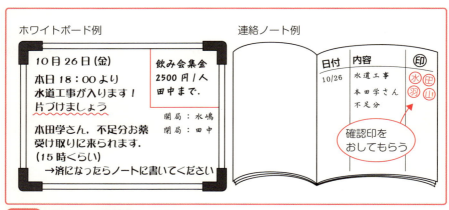

図2　薬局内の報連相ツール例

ず，まずは話を最後まで聞いて，それから質問をしたり自分の意見を述べたりするとよいと思います．「報連相」には，何より上に立つものの「聞く力」が重要であることを忘れてはいけません．

COLUMN　経営者に聞きました！

　「新任薬局長に期待することはなんですか？ 2つまでお答えください」という質問を，筆者の知り合いの薬局経営者たちに投げかけてみました．以下はその答えです．ぜひ，あなたが薬局長になったときの参考にしてみてください．

Mさん（30歳代）
① これからも継続的に学習を続けてほしい．
② 店舗の中だけにとどまらず，会社内外のさまざまな人とコミュニケーションをとって，知見を広げてほしい．

Iさん（50歳代）
　患者さんや地域の方の声に耳を傾け，どんどん地域に貢献してほしい．
　（この1点のみ！）

Kさん（50歳代）
① 「長」になると想像以上の権限をもつ．権力を振りかざすのではなく，人に優しく接して，スタッフを育ててほしい．
② 言われたからやる，言われたとおりにやるのではなく，自分の店舗だという自覚をもって行動してほしい．できれば，すべての業務において「なぜやっているのか」を考える，調べるなど，業務を見直してほしい．

Sさん（60歳代）
① 責任は社長がとるので，できないと思わず，どんどんチャレンジしてほしい．
② 何か不安なことがあったら，早めに相談してほしい．

Hさん（30歳代）
① 経費削減は無理せず，はじめは管理部門と共同で考えればよいので，まずは売上を上げてほしい．
② 店舗内のコミュニケーションを大切にして，相談される上司になってほしい．

Eさん（40歳代）
① 売上を上げて，店舗運営を考える面白さを知ってほしい．
② 店舗の長になるということは，社長と同じようなこと．覚悟や責任をもってほしい．きっと，行動が変わるはず．

　自覚や覚悟をもってほしい，売上を上げてほしいなどの厳しい言葉がある一方

V. 薬局のリーダーとは？

で，新しいことへのチャレンジや地域貢献，知見を広げてほしい，店舗運営を考える面白さを知ってほしいなどの今後の成長を期待する声も多く聞かれました．また，それらを成し遂げるためには，店舗内外でのコミュニケーションが重要であるという意見が多くあげられています．

　実はこの質問を投げかけたとき，ほとんどの方が「えっ！ 2つだけ！？」と驚き，とても悩みながら絞りに絞って答えてくれました．薬局長が，いかにたくさんのことを期待されているかがわかりますね．ここにあがったことは，薬局長として基本中の基本ともいえることばかりかもしれませんが，その基本を忘れずに周囲の期待に応えられるよう努力していきましょう．

第Ⅵ章

Pharmacy Management

地域との関わり方

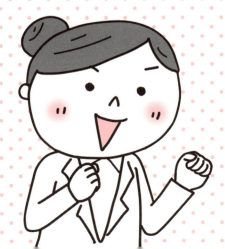

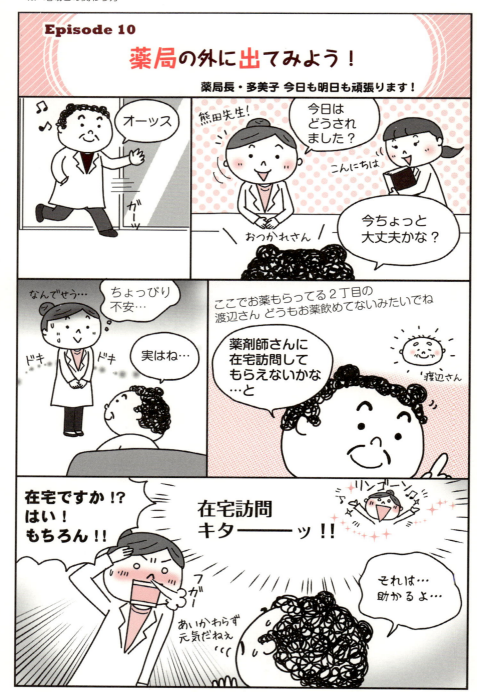

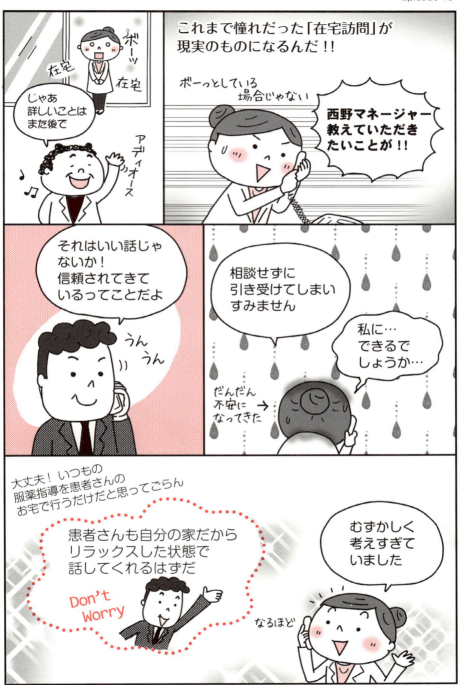

VI. 地域との関わり方

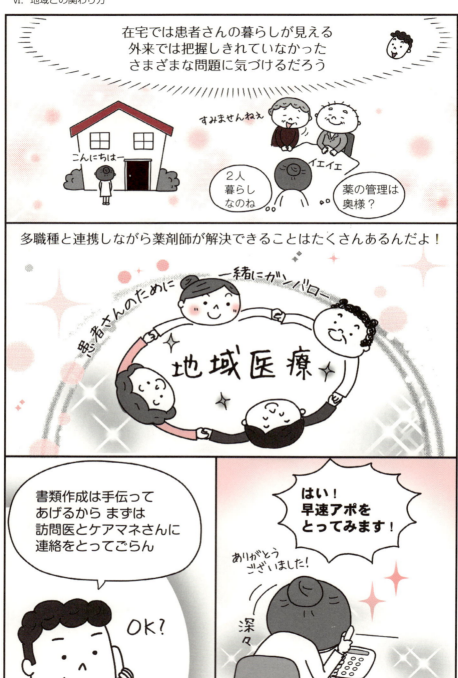

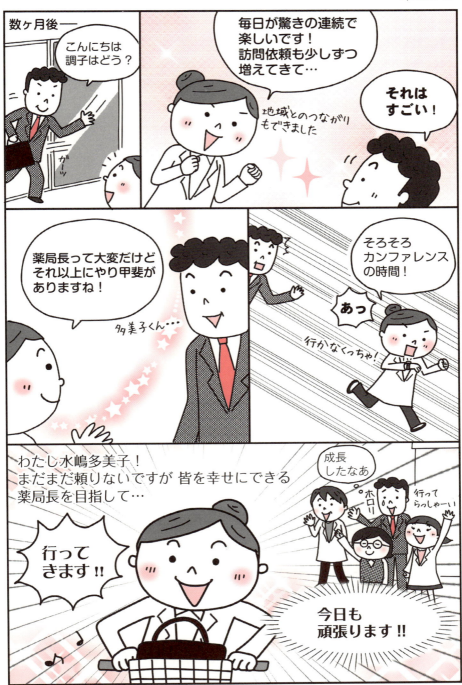

Ⅵ. 地域との関わり方

今さら聞けない社会人マナー

ミネルバ薬局木下店のご近所の診療所，くろくまクリニックから在宅訪問の依頼がありました．多美子の頑張りが認められたのか，カンファレンスにも顔を出すようになったみたいですね．薬局長になると，いち薬局スタッフだったときと異なり，対外的な仕事が増えます．これがまさに"薬局の顔になった"ということです．薬局長になって，はじめて名刺を渡されたり，多美子のように薬局の代表として外に出向いたりすることもあるでしょう．そんなときに慌てないため，本項では薬局外に出て働く際に必要な，社会人としてのマナーを紹介します．

社外の人との連絡編

1. 基本的な言葉づかい

挨拶や言葉づかいにもルールがあります．次に，よく間違えやすい言葉づかい，敬語について取り上げました．すでにわかっている，という方も，もう一度改めて見直してみましょう．

- **「お疲れさまです」「ご苦労さまです」**：これは社内向けのねぎらいの言葉です．社外の人に対しては「本日はお時間を割いていただき，ありがとうございました」「お越しいただき，ありがとうございました」など，ストレートに感謝の気持ちを述べるようにしましょう．これに限らず，社内向けの言葉を社外の人に向けて使うのはNGですし，その逆もしかりですので注意しましょう．なお，「ご苦労さま」は目上の人間が目下の人間の苦労をねぎらって使う言葉で，部下から上司へ，あるいは同僚に対してのねぎらいの気持ちを表現する際は「お疲れさまです」を使います．
- **「いつもお世話になっております」**：社外の人に対して使用する言葉です．メールの冒頭の挨拶や，電話口でよく使用します．場合によっては「先日は大変お世話になりました」「○○の際には，お世話になりありがとうございました」など，相手に印象が残るような言い回しに変えてみましょう．
- **自称**：男女問わず自分の言い方は「わたくし」が基本です．自社の呼称も「わたくしども」あるいは「当社」，薬局の場合でしたら「当薬局」，へりく

だっていう場合は「弊社（へいしゃ）」を使いましょう．
- **他称**：他社については「御社（おんしゃ）」「貴社（きしゃ）」と呼びます．以前は団体名には「御中（おんちゅう）」とつけるのが一般的でしたが，最近は「様」をつける呼び方も違和感なく受け入れられてきているようです（○○薬品会社様など）．薬局でしたら「貴社○○薬局」「貴局」，病院またはクリニックは「貴院」と呼ぶことが多いようです．
- **社外の人に自社の人のことを話すとき**：社外の人に社内の人を敬う言い方はしません．自分の上司や先輩であっても敬称・敬語は使わずに相手に伝えましょう．たとえば，「では，そのように薬局長にお伝えしておきます」は「では，そのように水嶋（薬局長の名前）に申し伝えるようにいたします」（薬局長に対しては敬語を使わない），「本日，田中さんはお休みをいただいております」は「本日，田中は休みをとっております」というように変換します．慣れないうちはなかなかむずかしいですが，実際の業務の中で少しずつ覚えていきましょう．

その他，気をつけたい言葉づかいについて**表1**にまとめました．

表1　間違えやすい言葉づかい

間違えがちな言葉	正しい敬語
さっき，前に，あとで	先ほど，以前，のちほど
もうすぐ，すぐに	間もなく，ただいま
こっち，そっち	こちら，そちら
先生はおられますか	先生はいらっしゃいますか
○○でよろしかったでしょうか	○○でよろしいでしょうか
本当ですか	そうなのですか・左様でございますか
一万円からお預かりします	一万円お預かりします
お茶になります	お茶でございます
きょう，きのう，あした	ほんじつ，さくじつ，みょうにち
了解しました	承知しました・かしこまりました
お教えいたします	ご説明いたします

VI. 地域との関わり方

2. 電話のマナー

　電話であっても表情や態度は声で伝わります．むしろ顔の見えない電話だからこそ，対面のとき以上にマナーや言葉づかいに気をつけましょう．

> **電話のマナー**
> - まず相手に会社（薬局）名・名前をはっきり伝える．会社（薬局）名はスタッフ間で統一するとよい．
> - きちんと挨拶をする．社外の人には用件の前に「いつもお世話になっております」と一言添えるのが一般的．
> - 誰に対する電話なのか，場合によっては簡潔に用件も申し添えて電話を代わってもらう．その際，はっきり・ゆっくりと話すよう心がける．
> - 相手に代わってもらったら，いきなり用件を話すのではなく「○○の件ですが，今少々お時間をいただいてもよろしいでしょうか」といったん相手の都合を聞くようにする．
> - 相手の話をさえぎらないで，最後まで聞く．
> - 相手の言ったことは逐次メモをとるようにする．いつでもメモを取ることができるよう，メモ用紙は電話の横に置いておく．
> - 電話番号やメールアドレスを電話口で聞いたときには，間違いのないよう「復唱させていただきます」と言って復唱し確認することも大切．そうすることによって，相手も「しっかり把握してくれているな」と安心する．

　以上のことがスムーズにできるよう，電話まわりは常にきれいに整理整頓をしておくことが大切です．

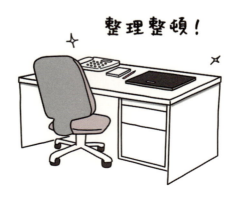

3．メールのマナー

　メールは，顔も見えない声も聞こえないコミュニケーション手段のため，相手のことを考え，「このメールを読んだら相手はどう思うか」と十分に配慮する必要があります．また，メールはいつ読んでもらえるかわかりませんので，"今日中に絶対返事がほしい"というような急ぎの用件には不向きです．最近ではその便利さ・手軽さからついメールで済ませがちですが，**コミュニケーションの基本はまず対面，次に電話，その次がメールである**ということを覚えておきましょう．

ⓐ 件名

　メールを受信したときに，相手はまず件名をみます．なかには毎日数十通ものメールを受信する人もいますし，そういう人は，後で読むか今すぐ読むべきかは件名で判断します．本文の内容がわかるように，適切な件名をつけましょう．たとえば「打ち合わせの件」「見積もりの件」だけでは，一体何のことなのかメールを開封してみないとわかりませんよね．**「【確認】12月発売の新商品お打ち合わせの件」「【依頼】○○商品の見積もり再提出のお願い」**のように，目的を【　】で囲み，その後，具体的かつ簡潔に用件を記しましょう．

ⓑ 挨拶

　メールには，手紙のような時候の挨拶は不要です．だからといって突然用件を書くのではなく「いつもお世話になっております」など簡単な挨拶を入れるようにしましょう．また，はじめてメールで連絡するのであれば，「はじめてご連絡（メール）させていただきます．ミネルバ薬局木下店の水嶋と申します」などのように一言断りを入れたうえで，自分がどういうものなのか名乗るようにしましょう．

ⓒ 本文

- 相手に内容が伝わりやすいメールとするために，まず用件（結論）から先に書くとよいでしょう．
- 確認事項が複数ある場合は，「以下3点につきまして，ご確認をお願いいたします」と前置きしたうえで箇条書きにするなど，ダラダラと長文を書かないよう工夫しましょう．
- 前述したとおり，メールはいつ読まれるかわからないので「本日中にご確認ください」「来週お伺いいたします」などの曖昧な表現は避け，「本日11月4日，18時までに」「来週11月12日に」など，具体的な**日付・時刻を入れるようにしましょう．**

d 添付ファイル

　ファイルを添付する場合は，容量に気をつけましょう．何 MB であれば OK なのかという明確な基準はありませんが，大体 2 MB くらいまでであれば，非常識と思われることはないでしょう．それ以上になる場合は，相手側に確認を行うか，場合によっては大容量ストレージサービスを利用するとよいでしょう．また，本文中に必ず添付ファイルに関する簡単な説明を添えておきましょう．

e 宛先の使い分け

　宛先は「To」「CC」「BCC」の 3 種類あり，どれを使用するかによって，受け取る側の印象が異なります．

- **To（宛先）**：To に指定してメールを送ることは「あなたに送っています」という意思表示となります．一般的に，返信や意思確認が必要であると受け取られます．宛先には複数のメールアドレスを登録し一斉送信することが可能で，受け取った側も宛先欄をみれば誰に送ったのかわかります．宛先に入れた全員にお互い面識がないのならば，個人情報にもなりますので後述の BCC をうまく利用しましょう．
- **CC**：「To に送ったメールの内容を念のためにご確認ください」という意思表示で，CC でもらったメールに対しては一般に返信の必要はありません．ただし，情報を共有しておいてほしい相手（たとえばあなたの上司や同僚）に経過・結果報告を兼ねて送ることが多いので，CC メールに関しては開封して内容を確認する必要はあるといえます．**「なぜ報告しなかったんだ」と後からいわれるのが嫌で「この人にも一応送っておくか」と CC に入れる人がどんどん増えていくことがありますが，これはできるだけ避けたほうがよいでしょう．**誰に何を確認してほしいのかが，不明瞭になってしまいます．また，CC に入れたアドレスはメールを受け取った相手全員からも参照することができますので To と同様，個人情報に注意しましょう．CC を使用する際は，メールの冒頭に「(CC：ミネルバ薬局　田中)」のように別の相手にも送っていますよと明示しておくのが親切です．
- **BCC**：BCC に入れたアドレスは送信者にしかわかりません．たとえば，取り引き先とのメールを自分の仕事を手伝ってくれているアシスタントにも送りたいが，アシスタントと取り引き先とでまだ面識がない……そういった場合はアシスタントを BCC に入れて送信するとよいでしょう．あるいは，面識のない相手に一斉送信する際などに有用です．その場合は，「一斉送信のため，BCC で失礼いたします」と一言断りを入れましょう．

訪問編

1. 身だしなみをチェックしよう

　身だしなみは，社会人としてのマナーの一つといってよいでしょう．自分の着たい服を着て楽しむ「オシャレ」と違い，その場に応じた服装を整え，相手に対して不快感を与えないようにすることが身だしなみといえます．**基本は男女問わず「清潔」「控えめ」であること**です．白衣を着ているからと，その下の服装がカジュアルすぎたり，だらしなかったりしていませんか？　薬局長になると，いつ他の医療機関や会社に訪問する必要があるか予測できませんので，油断せずいつでも相手先に訪問できるような服装でいるよう心がけましょう．あるいは，訪問時に備えてロッカーなどにパンプスやジャケットを用意しておくのも手です．特に男性は，訪問時はスーツが好ましいでしょう．なお，意外に注意を払われていないのが靴下です．スーツ着用時には白い靴下でなく黒い靴下を用意しましょう．

　その他，気をつけたい身だしなみは図1のとおりです．

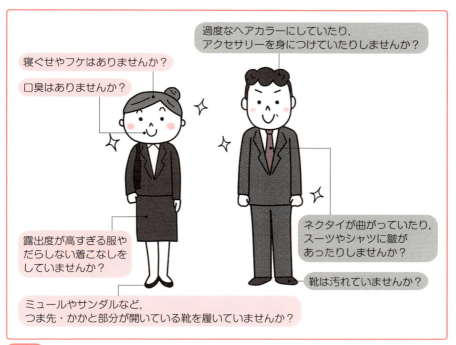

図1　身だしなみチェック

2．訪問のマナー

他社訪問時は「**自分の会社の代表としてきている**」という意識を常にもって行動しましょう．あなたの振る舞いによって，自社のイメージが左右されることを忘れないように．基本的なマナーに気を配ることはもちろんですが，面談相手以外の人，たとえば受付をしてくれた人にもぞんざいな態度をとることのないようにしましょう．

ⓐ 訪問の準備

忘れ物のないようにしましょう．主に必要なものとして，名刺（次項で詳述します），訪問先の住所・電話番号・地図，打ち合わせ資料などがあげられます．

ⓑ 訪問時間

待ち合わせ時間は必ず守りましょう．約15分前には訪問先の建物に到着しているのがベターです．早めの到着によって余裕をもって行動することができるので，不要に慌てずに済みます．また，夏季でしたら汗が引くのを待つことができます．あまりにダラダラと汗をかいていては，相手も驚き不快に感じますので注意しましょう．訪問先が大きいビルだった場合，目的の会議室まで時間がかかることが予想されます．こういった**不測の事態にも15分程度の余裕をもって到着するようにすれば，対応できるでしょう**．女性であれば，簡単にお化粧を直すこともできますね．

ⓒ 建物の前で

冬場であれば，コートやマフラー類は建物に入る前に脱ぎ，片手で持ちましょう．傘は傘立てに入れ，ないようならばしっかり水滴を落としてから建物の中に入りましょう．医療機関に限らず，携帯電話はマナーモードではなく電源をオフにしておくのがベターです．

ⓓ 受付にて

実際に面談者を訪問するのは，5分前くらいがよいでしょう．早く到着しすぎても先方の迷惑になりますので，そういったときはどこかで時間をつぶすようにしましょう．遅刻は厳禁ですが，**何らかの理由で遅れる場合は，それが1分であったとしても，事前に先方に連絡します**．受付に人がいるようであればきちんと挨拶をし，社名と名前，面談の相手，アポイントの有無を伝えます．「こんにちは，わたくしミネルバ薬局の水嶋と申します．いつもお世話になっております．本日，午後2時より営業部の一條様とお約束をいただいております．恐れ入りますが，お取り次ぎいただけますでしょうか」……とこんな感じで，ハキハキと快活に話すようにしましょう．取り次

いでもらっている間は，歩き回らず静かにその場で待つか，席をすすめられたり応接室に案内されたりする場合は，その指示に従いましょう．

❺ 応接室にて

応接室に通されたら，浅く腰かけて，相手が来たときにすぐに立てるようにしておきましょう．相手が入室したらさっと立ち上がり，「本日はお忙しい中，お時間をとっていただき，ありがとうございます」と挨拶をし，相手が座ったのを見計らって座りましょう．手みやげを持参している場合は，挨拶の後に渡します．紙袋に入っている場合は紙袋から取り出し，相手に正面を向けて差し出します．退出の際も再度お礼を言い，**建物を出るまで油断せずに失礼しましょう**．

3．名刺交換のマナー

社会人の面談は，友人同士のそれと違い，「どこの会社に所属している，どういったことを専門とした，何という名前のものなのか」を明確に相手に示し，そして覚えてもらう必要があります．名刺はそれらの「自己紹介」が詰まった重要なアイテムであり，相手との関係を築いていく際の大切な入口なのです．

❶ 自分の名刺は切らさない

名刺交換のマナーをいくら守っても，名刺がなくては意味がありませんね．新人の頃は気も張っていて名刺を忘れるはずなんてないと思うかもしれませんが，**慣れてきた頃が要注意です**．「名刺を忘れた」「切らした」というのは相手にとって悪印象になってしまいます．会社を出る前に名刺入れをもったか，名刺は切れていないかチェックする癖をつけるようにしましょう．

❷ 名刺交換の基本

名刺交換のやり方の基本を**図2**に示しました．名刺を渡すときには，起立し，軽くお辞儀をしながら「ミネルバ薬局の水嶋多美子と申します．よろしくお願いいたします」と自己紹介をしながら挨拶をし，受け取るときには「頂戴いたします」と申し添えましょう．受け渡しは，両手で行います．相手の会社のロゴや名前の上に指を置かないよう気をつけましょう．

❸ 名刺交換の順番

一般的に「目下のもの・訪問者」が先に名刺を渡すのがマナーです．相手先を訪問したのでしたら，まず自分の名刺から受け取ってもらいましょう．ときには目上の人から先に名刺を渡されることもあるかもしれませんが，そ

Ⅵ. 地域との関わり方

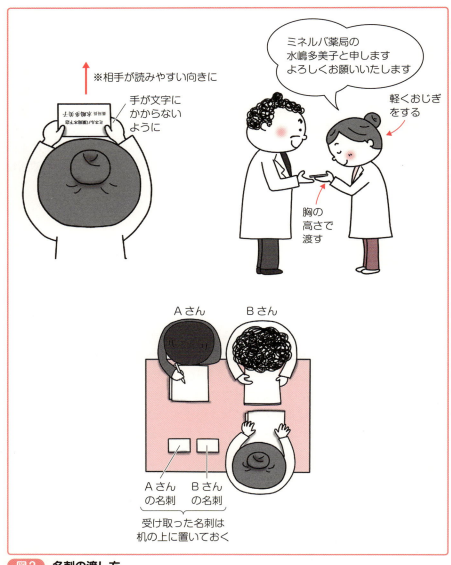

図2　名刺の渡し方

ういうときは受け取ってしまって大丈夫．自分が渡す番になったら「申し遅れましたが」と一言添えるとスマートです．両者が同時に名刺を差し出した

際は，右手で自分の名刺を持ったまま，左手で相手の名刺を受け取り，相手が自分の名刺を受け取ったらすぐに左手を添えます．**実際に名刺交換をしていると，いろいろなパターンがありますので，臨機応変に対応しましょう．**

d 名刺を受け取ったら

受け取った名刺はすぐにしまわず，応接室や会議室などで机がある場合は，その上に置いておきましょう．すぐにしまってしまうのは失礼にあたりますので，相手の出方とタイミングをみて名刺入れにしまいます．

e その他

名刺はその人の顔にあたるものですので，相手の目の前で名刺に何か書き込みをするのは失礼にあたります．受け取った日時などのメモをしておきたい場合は，会社に帰った後などに行います．

食事会などのお呼ばれ編

薬局長となり，薬局の顔となると，他社の人に食事や飲み会に誘われることが今までより多くなるかもしれません．過度な接待を受けるのは問題ですが（33頁「接待の規制」参照），付き合いを円滑にするためには，ときに業務の時間外に食事の機会をもつことも大切です．しかし，**あくまでも仕事上の関係で行くのですから，プライベートの飲み会とは異なります**．ルール・マナーを守りながら，楽しみましょう．

a お誘いの受け方

他社や取り引き先から食事のお誘いを受けたら，上司にはその旨を一言伝えておきましょう．

b 食事会の場では

一部の人にしかわからない内輪の話は避け，皆で盛り上がる話題を振るようにしましょう．もちろん，社内事情を暴露するようなことはしてはいけません．お酒は飲んでも大丈夫ですが，あくまでも目的はお互いに親交を深めることですので，飲みすぎないように気をつけましょう．

c 席次のルール

会議や食事会などの種類を問わず，基本的には入り口から最も遠い席が上座（かみざ）となり，入り口に最も近い席が下座（しもざ）となります．目上の人やお客様は上座に着席いただきましょう．下座のほうが景色がよい，あるいは空調の状況などによっては，一言申し添えて席を替わることがあっても構わないでしょう（図3）．

Ⅵ. 地域との関わり方

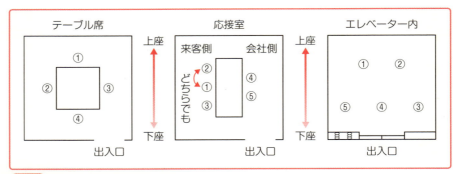

図3 席次の例（上から見た図）

　訪問・電話・メールなどから始まり，マナーについては覚えることも多く，混乱することもあるかもしれません．特に慣れない敬語を使うと，言いたいことがうまく言えなかったり，メールの文面が回りくどくなったり，失敗もたくさんすると思います．しかしそれでよいのです．**失敗しながら覚えていきましょう**．周りに「この人のメールはわかりやすいな」とか「振る舞いが気持ちいいな」と思う人はいませんか？　そういう人をみつけたら，すかさず真似をするとよいですね．また，同行した先輩に「自分の振る舞いがどうだったか」と率直に聞いてみるのも成長の近道です．

　マナーでガチガチに固まってしまい，肝心の「相手がどう思っているか？」に気を回せないようでは意味がありません．実際に働いているとマナーの基本に当てはまらないことも多々ありますので，臨機応変に対応していきましょう．

2 地域包括ケアシステムと多職種連携

地域に存在する薬局は，地域に根ざしたものでありたいですね．薬局の中で調剤や服薬指導をすることも，薬剤師の大切な仕事ですが，最近では薬局の外に出ての活動も多くあります．薬局外における地域での活動は，薬剤師以外の医療者の協力が不可欠です．

地域包括ケアシステムとは

　日本は今，世界でも類をみない超がつくほどの少子高齢社会に突入しています．そして約10年後となる2025年には，日本の人口のボリュームゾーンを形成する"団塊の世代"（約800万人）が75歳以上となり，国民の医療や介護の需要がさらに増加することが見込まれています．これを「2025年問題」といいます（図1）．

　その対策として，厚生労働省は2025年を目途に，要介護状態となっても住み慣れた地域で自分らしい暮らしを最後まで続けることができるよう，住まい・医療・介護・予防・生活支援が一体的に提供される「地域包括ケアシステム」の構築の実現を目指しています．簡単に説明すると，今までと同様に，軽症であっても病院を受診して解決しようとすると，その患者数の多さから医療システムがパンクしてしまうので，キュア（治療）よりケア（世話・介護・看護）が必要な人たちは在宅医療を含む地域包括ケアシステムで対応しましょうということになります．そのためには各関係者の具体的な役割分担が必要です．医療関係者には主として在宅医療の環境を整えることが求められ，介護関係者には医療関係者との連携，それらを踏まえた介護サービス，ケアプランを用意することが求められます．これらのケアシステムは，高齢者だけに限らず，障がい者や児童も対象となっており，各地域に見合ったシステムを創り上げていくことが大切です．

Ⅵ. 地域との関わり方

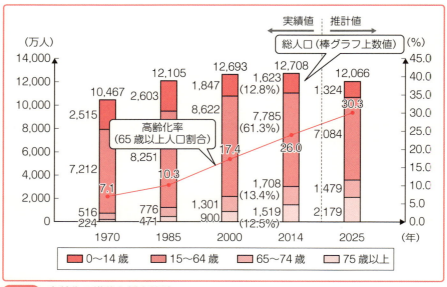

図1　高齢化の推移と将来設計

資料：2010年までは総務省「国勢調査」，2014年は総務省「人口推計」（平成26年10月1日現在），
　　　2015年以降は国立社会保障・人口問題研究所「日本の将来推計人口（平成24年1月推計）」
　　　の出生中位・死亡中位仮定による推計結果
（注）1950年〜2010年の総数は年齢不詳を含む．高齢化率の算出には分母から年齢不詳を除いている．
［平成27年版 高齢社会白書より抜粋（http://www8.cao.go.jp/kourei/whitepaper/w-2013/zenbun/s1_1_1_02.html）］

地域を支えるプレーヤー

　地域を支える医療職・介護職はさまざまですが，どのような仕事と役割を果たしているかは，案外知られていないものです．ここでは，地域を支える医療・介護職について，簡単に紹介します．大まかな職務内容を知ることで，薬局・薬剤師が地域の中でどのように多職種と連携していけばよいかが，みえてくると思います．

1．医師

- **仕事と役割**：仕事は医業であり，医師法に「医師でなければ，医業をなしてはならない」と定められています．厚生労働省の調査では，全国の医師数は2014年末時点でおよそ31万人で，そのうち約95％が「医療施設の

従事者」，つまり臨床医として勤務しています．その他，大学などで治療技術などを研究する研究医，行政機関で働く医系技官や保健所所長，一般企業に勤務して医薬品や医療機器の開発に携わるという医師もいます．臨床医としての日常的な仕事の流れは，大まかに「問診→診断→検査オーダー→診断確定→治療」という流れになります．
- **地域との関わり**：医師は医療において中心的な役割を果たしていますが，そのすべてを医師が担うことは不可能であり，地域においてもさまざまな職種との連携が不可欠です．最近では総合的な診療能力を有しながら，地域の中で患者さんやその家族と密接な連携を保つことで，予防・治療・リハビリテーションなど，プライマリケアを専門に行う「家庭医・総合診療医（ジェネラル）」を育てる取り組みも行われています．

2．歯科医師

- **仕事と役割**：歯科・口腔内疾患の予防や治療を専門に行うのが歯科医師です．医師とは別の国家試験（歯科医師国家試験）に合格しなければなりません．2014年末の厚生労働省の調査によると，歯科医師の届け出数は約10万人で，うち97％が病院や診療所などの「医療施設の従事者」として勤務しています．歯科診療所をみずから開業するには，歯科医師免許取得後1年以上の卒後臨床研修を修了しなければなりません．「医療施設動態調査」[平成27（2015）年11月末概数]によると，歯科診療所は全国に約7万軒存在し，コンビニエンスストアの店舗数（約5万軒）よりも多いため，最近では「歯科医師需給問題」として取り上げられることが多くあります．
- **地域との関わり**：口腔領域の疾患は，感染症や糖尿病，心疾患などの全身疾患と関連しています．高齢社会において，口腔ケアは誤嚥性肺炎を予防したり，食べるという機能を守ったりするだけでなく，QOLを向上させるという点からもとても重要です．最近では，寝たきりなどで通院が困難である患者さんのために，訪問歯科診療を行う歯科診療所も増えてきました．口の中を健康に保つことの重要性は年々高まっており，在宅における歯科医療・衛生指導のための中心的な役割を果たす専門職です．

3．看護師

- **仕事と役割**：看護師は，保健師助産師看護師法によって「厚生労働大臣の免許を受けて，傷病者若しくはじよく婦（褥婦＝出産後の女性）に対する療養上の世話又は診療の補助を行うことを業とする者」と定義されていま

す．つまり，病院・診療所内で医師の指示に基づきサポートを行うのはもちろんですが，患者さんの症状観察，食事・排泄・移動・就寝など，生活全般に関する世話という主体的な業務も含まれます．近年の医療専門化の高まりを受け，日本看護協会では専門看護師・認定看護師・認定看護管理者の資格認定および5年ごとの認定更新を行っています．その他のキャリアアップにつながる資格として，保健師や助産師，ケアマネージャーなどがあげられます．

- **地域との関わり**：看護師は，他職種と比較して患者さんと接する時間が多く，情報を得やすい立場にいるため，患者さんの代弁者にもなりえます．そのため看護師は，個別の対応が求められる地域医療においてキーパーソン的な存在ということができるでしょう．また，自宅で療養する患者さんを訪問するための拠点として訪問看護ステーションがあります．訪問看護師は，在宅でよりよい自立支援や療養生活が送れるように支援し，必要なサービス・職種と連携していきます．

4. リハビリ三銃士（理学療法士・作業療法士・言語聴覚士）

リハビリテーションを行うプロフェッショナル3職種を紹介します．

a 理学療法士

- **仕事と役割**：理学療法士は「PT (physical therapist)」とも呼ばれます．理学療法士及び作業療法士法により，「身体に障害のある者に対し，主としてその基本的動作能力の回復を図るため，治療体操その他の運動を行なわせ，及び電気刺激，マッサージ，温熱その他の物理的手段を加えること」が主な業務と定められています．患者さんが再び社会生活に復帰できるようADLの自立とQOLの向上を目指して，身体評価，治療計画立案，物理療法・運動療法を行い，ときに装具の適応や環境整備に関するアドバイスもします．

- **地域との関わり**：医師の指示のもと，関連職種と連携を行い，患者さんが社会復帰するために必要なADLは何か，どのような身体能力が必要か考え理学療法を行います．介護保険下では，理学療法士と作業療法士，言語聴覚士のみが訪問リハビリテーションを担うことが可能で，地域リハビリテーションに関わる重要な職種ということができます．

b 作業療法士

- **仕事と役割**：作業療法士は「OT (occupational therapist)」とも呼ばれます．理学療法士及び作業療法士法により「身体又は精神に障害のある者

に対し，主としてその応用的動作能力又は社会的適応能力の回復を図るため，手芸，工作その他の作業を行なわせること」が主な職務と定義づけられています．理学療法士が筋肉や関節を動かすなど身体面の回復をサポートするのに対し，作業療法士は着替えや洗面，料理など日常生活における基本的な動作や社会適応能力回復のサポートを行います．対象となる患者さんの障害は多様で，身体障害領域，精神障害領域，発達障害領域，老年期障害領域にまたがります．

- **地域との関わり**：医師の指示のもと，関連職種から情報を収集し，治療計画・目標を立てて実行します．精神障害をもつ患者さんの場合は，精神保健福祉士らとともに，社会に適応できるよう支援していきます．前述したとおり，介護保険下では訪問リハビリテーションの担い手となる職種でもあります．

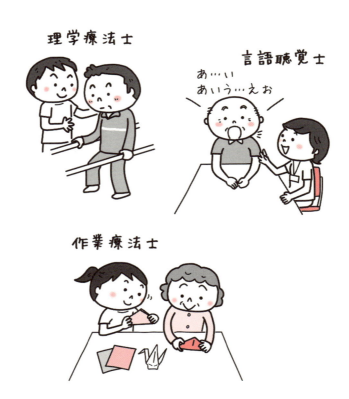

Ⅵ. 地域との関わり方

C 言語聴覚士

- **仕事と役割**：言語聴覚士は「ST (speech therapist)」とも呼ばれます．言語聴覚士法により「厚生労働大臣の免許を受けて，言語聴覚士の名称を用いて，音声機能，言語機能又は聴覚に障害のある者についてその機能の維持向上を図るため，言語訓練その他の訓練，これに必要な検査及び助言，指導その他の援助を行うことを業とする者」と定義づけられます．対象となる障害領域は，言語障害・聴覚障害・発声発語障害・嚥下障害で，コミュニケーションや食べる機能において何らかの問題がある患者さんに対し，検査・評価を実施し，必要な指導・練習をして支援を行っていきます．リハビリテーション領域では最も新しい医療専門職の国家資格です．
- **地域との関わり**：前述したとおり，介護保険下では訪問リハビリテーションの担い手となる職種として，理学療法士・作業療法士とも連携をとり，リハビリテーションを進めていきます．

5. 栄養士／管理栄養士

- **仕事と役割**：栄養士は，都道府県知事による免許を受けて栄養の指導を行う専門職です．それに対し管理栄養士は，栄養士として実務経験を経た後，管理栄養士国家試験を受けて合格すれば取得することができる資格となり，栄養士よりさらに高度な知識と技術を要します．栄養指導ができるという点では栄養士も管理栄養士も同様ですが，栄養士は主に健康な人々の給食管理に携わっているのに対し，管理栄養士は医療機関において個人を対象に疾病者の病状・体質・栄養状況などを考慮した栄養指導や給食管理に携わります．
- **地域との関わり**：診療報酬の請求は管理栄養士でなければできません．また管理栄養士であれば，医療機関において NST（nutrition support team）の一員としてその役割を果たすこともできます．最近では，医薬品の副作用などの説明に引き続いて食事や生活習慣について悩みを抱える患者さんに栄養指導ができるよう，管理栄養士を配置する薬局もあります．

6. 社会福祉士／医療ソーシャルワーカー

- **仕事と役割**：社会福祉士は，社会福祉業務に携わる国家資格で，さまざまな生活問題を抱え支援を必要とする人々の相談にのり，助言・指導し問題の解決を図るのが主な業務といえます．その中でも保健・医療分野に特化した専門職が医療ソーシャルワーカー（medical social worker：MSW）

です．医療ソーシャルワーカーとなるための必須の資格はないのですが，ほとんどの医療機関の採用条件に社会福祉士の資格を有していることがあげられていますので MSW は「病院に勤務する社会福祉士」と考えてもよいかもしれません．なお，福祉系国家資格として，他に精神保健福祉士，介護福祉士があります．
- **地域との関わり**：突然の入院や長期治療，また後遺症によって起こる諸問題（経済，職業，学校，生活）に関して，患者・家族の話をよく聞き，他職種と連携して社会資源を紹介・活用しながら患者の自立を支援していきます．

7. 介護支援専門員（ケアマネージャー）

- **仕事と役割**：介護支援専門員とはケアマネージャーとも呼ばれる介護の専門職で公的な資格を有します．介護保険において要介護者・要支援者と認定された人やその家族の相談に応じ，適切なサービスが利用できるようケアプランを作成，市区町村や居宅サービス事業者，介護保険施設との連絡・調整を行います．業務は大きく分けて居宅におけるものと施設におけるものに分かれます．保健・医療・福祉の分野で実務経験（医師，看護師，薬剤師，社会福祉士，介護福祉士ほか）が5年以上である人らが，「介護支援専門員実務研修受講試験」に合格し，実務研修を経て介護支援専門員になることができます．厚生労働省の発表によると，2015年現在，資格保有者は約65万人で，職種別合格者数によると介護福祉士が63.1％と最も多く，次いで看護師・准看護師（11.4％），相談援助業務従事者・介護等業務従事者（10.9％），社会福祉士（8.2％）が続きます．
- **地域との関わり**：利用者の状況に応じ，他職種と連携してケアプランを作成する介護支援専門員は地域福祉を支える要ともいえる職種です．最近では，介護支援専門員が常駐し相談に応じる介護拠点併設型店舗のコンビニエンスストアも登場しました．

8. ホームヘルパー／介護福祉士

- **仕事と役割**：どちらの仕事も介護を必要としている人に対して，食事や排泄，入浴の介助を行うことを主要な業務としています．2012年度まで，介護の現場では「ホームヘルパー」「介護職員基礎研修」「介護福祉士」の3つの資格が混在していましたが，2013年4月よりホームヘルパー1級および介護職員基礎研修は「実務者研修」へ一本化，ホームヘルパー2級は，

「介護職員初任者研修」へ移行されました．これらはある一定の研修と試験に合格すれば取得できる，いわば「認定資格」ですが，介護福祉士は国家資格で，厚生労働省は，介護人材の今後のキャリアパスについて，「初任者研修修了者→介護福祉士→認定介護福祉士を基本とする」と示しています．

- **地域との関わり**：現在の高齢社会において，質の高い介護サービスを安定的に提供していくためには，介護人材の確保・資質の向上が不可欠です．介護サービスの実行部隊である介護福祉士・ホームヘルパーは，地域福祉になくてはならない存在です．

9. MR（医薬情報担当者）

- **仕事と役割**：MRとはmedical representativeの略で，医薬情報担当者のことをいいます．製薬企業に所属するなどし，医薬品の適正使用のために，医療関係者へ医薬品の有効性や安全性などに関する情報の提供・収集をすることと自社製品を普及していくことを主な業務としています．MR認定センターの「2015年版MR白書—MRの実態および教育研修の変動調査—」によると，全国で6万人以上がMRとして活動しています．
- **地域との関わり**：適切な情報提供を行うことにより，地域医療に貢献しています．また，製薬企業には学術担当者や品質保証担当者など，さまざまな専門家がいますので，薬局としては，訪問してくれるMRを窓口として，質問を行い，さまざまな情報を提供してもらうとよいでしょう．

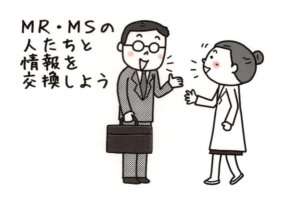

10. MS（医薬品卸販売担当者）

- **仕事と役割**：MS とは，marketing specialist の略で，医薬品卸売会社の営業担当者である医薬品卸販売担当者のことをいいます．取り扱う医薬品が自社製品に限らないこと，また商品の価格決定権をもっていることが MR との大きな違いになります．日本医薬品卸売業連合会ホームページによると，2015 年時点で全国に約 1 万 8 千人が MS として従事しています．
- **地域との関わり**：MS は医師と調剤薬局の薬剤師をつなぐパイプ役でもあります．医師の考えを伝達し，薬局の在庫管理をスムーズにしたり，また迅速に必要な医薬品を届けたりすることで地域の医療を支援します．医薬品情報の提供だけでなく，医療関連制度・法律などの情報提供や経営相談などを行う MS もいます．

11. 地域の人たち

　地域支援は医療職・介護職だけでは成り立ちません．効果的なシステムの構築のためには，自治体の協力が不可欠です．前述したとおり厚生労働省が掲げる地域包括ケアシステムでは，「保険者である市町村や都道府県が，地域の自主性や主体性に基づき，地域の特性に応じて作り上げていくことが必要」と示しています．**厚生労働省ホームページでは，先駆的な取り組みを行っている自治体の事例も取り上げていますので，一度確認をしてみるとよいでしょう．**また，地域の高齢者の総合相談，権利擁護や地域の支援体制づくり，介護予防の必要な援助などを行い，高齢者の保健医療の向上および福祉の増進を包括的に支援することを目的とし「地域包括支援センター」が全国 4,300 箇所（2012 年 4 月時点）に設置されています．その他，自治会・町内会，民生委員，郵便局や銀行など地域に根差した組織・団体といったプレーヤーも大きな力をもたらします．**薬局はその一員として，どのような役割を果たすことができるか，自分たちの住む地域の取り組みについて，まずは情報収集してみましょう．**

　地域包括ケアシステム構築のためには，医療と介護の現場における垣根をなくすことも大切です．地域連携のキーポイントは「**顔が見える関係をつくる**」ことです．現在，各自治体・地域で多職種が集まる勉強会の開催やケア・カフェ設置など（次頁，COLUMN 参照），さまざまな取り組みが行われています．もしも薬局の周辺でそういった取り組みを見聞きしたら，積極的に顔を出してみるようにしましょう．

Ⅵ. 地域との関わり方

> **COLUMN　ケア・カフェとは**
>
> 　医療・介護・福祉などケアに関わる人が，顔の見える関係をつくり，それによって領域間のバリアをなくし，地域ケアの向上を目的とする取り組みです．かしこまった講習会というよりも，カフェのように誰でも簡単に気軽に参加できるような雰囲気にすることで，さまざまな問題を取り上げられるように工夫されています．
>
> 　一例を紹介すると，4日間程度のスケジュールで開催期間を設定し，さまざまな職種の人たちが少人数のグループを組んで，日常のケアについて話し合います．ケア・カフェは旭川医科大学病院緩和ケア診療部の阿部泰之医師が提唱し，開催は旭川から全国に広がっています（http://www.carecafe-japan.com/）．

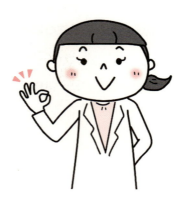

目指すは「地域の健康ステーション」

地域に点在する薬局は，医療や薬の知識があり，かつ店舗という形をしていて，地域に溶け込みやすい業態とも考えられます．薬剤師が地域医療に関与することで，地域の皆さんの健康増進・疾病予防をより促進することができます．処方箋を持っていく場所という認識にとどまらず，処方箋を持っていなくても「不安なことがあるから薬局に相談してみよう」「とりあえず薬局に聞いてみよう」と思ってもらえる「地域の健康ステーション」といえる薬局を目指していきましょう！

薬局に求められているもの

現在，薬局はただ薬を調剤し交付するというだけでなく「地域における健康情報の拠点」としての役割も求められています．つまり，地域の方々が処方箋を持っている・持っていないにかかわらず，**普段から気軽に相談することができる「かかりつけ薬局」となることが重要**と考えられているのです．そのためには，かかりつけ医はもちろん，前項であげた医療職・介護職と連携し，在宅医療も含め，患者さんに適切な薬物療法を提供し，地域包括ケアの推進を行う必要があります．また，セルフメディケーションの推進という面からいえば，一般用医薬品（OTC医薬品）・衛生材料などの提供と適正使用を推進し，健康・栄養などの生活習慣全般に関する相談などを気軽に受けられる薬局を目指していくことが求められます．

「健康サポート薬局」とは

「地域包括ケアシステムの中で，かかりつけ薬剤師・薬局が，地域住民による主体的な健康の維持・増進を支援すること」を「健康サポート」とし，厚生労働省はそのような薬局のあり方や要件を「健康サポート薬局のあり方について」にまとめました．

OTC医薬品・健康食品の販売を考えよう

　処方箋という薬局への入場券がなくても，何か気になったときに立ち寄ることができる薬局になるためには，OTC医薬品などの品揃えが重要です．すでに本書第Ⅱ章でOTC医薬品そのものについては詳しく述べましたので，次は，調剤薬局がOTC医薬品を扱うにあたっての実際的な取り組みについて紹介します．

1. OTC医薬品販売の流れ

ａ 取り引き業者の選定

　医療用医薬品とOTC医薬品の流通業者は異なることがありますので，OTC医薬品を取り扱うことが決まったら，まずは取り引きをする卸業者を選定しましょう．取り扱っている製品，金額，発注から納入までの時間，返品条件などを調査し，1〜2社に絞りましょう．

ｂ 定番品の陳列

　取り引き業者を選定したら，商品を購入しましょう．自分たちの薬局では，どのような商品がどれくらい売れるか，調査のためにも最初のうちはどの店舗でも売れるような定番品を揃えるところから始めてみましょう．

　日本チェーンドラッグストア協会が，必要なOTC医薬品について独自に成分と薬効を分析・検討した結果をホームページで公表しています（「OTC医薬品品揃えチェックリスト」）．

ｃ スタッフ教育と記録などの準備を行う

　せっかく商品を置いても，薬局のスタッフが，商品知識をもっていなければ患者さんに商品の説明をすることができませんよね．**新しい商品が入ったら，スタッフ全員に周知し，薬局内に置いてあるすべての商品について把握・説明できるようにしておきましょう．**要指導医薬品，第1類医薬品を販売した場合に，販売記録を作成することが義務づけられていますので，ノートなどを準備しておきます（35頁「第Ⅱ章-4．医薬品の管理」参照）．

ｄ 売れ筋の継続と，チャレンジ製品の販売

　いくつかのOTC医薬品を販売し，売れ筋や売り方がわかってきたら，その結果をもとに「自分たちの店舗ではこれが売れるのではないか」と予測をつけて定番品ではないチャレンジ製品を仕入れて販売してみましょう．その際は，自分たちの薬局は高齢者が多い地域にあるのか，あるいは子供が多いのかオフィス街にあるのかなど，地域の特性や近隣の病院・診療所の専門領

域を加味したうえで選ぶことが大切です．ターゲットとなる患者さんの需要を見据え，自分の薬局に合った商品は何か考えながら商品を選定しましょう．これらの取り組みの積み重ねは**他の店舗との差別化**につながります．

2. その他特定保健用食品，サプリメント，補助食品，衛生材料など

OTC医薬品以外に取り扱いたい商品として，以下の商品もあげられます．

ⓐ 特定保健用食品

"トクホ"と省略したほうが馴染みがあるかもしれません．他の食品と違い，効果が科学的に証明されており，スーパーなど小売店でも入手可能です．薬局で販売する場合は，持病や内服している薬のことまで考慮してアドバイスすることができるので差別化にもなります．**トクホに精通した薬剤師が薬局にいれば，それはその店舗の強みになることでしょう．**

ⓑ サプリメント

今やコンビニエンスストアでも購入できるサプリメントですが，こちらも薬の専門家として，すでに飲んでいる薬との相互作用などを考慮して効果的なサプリメントの摂取方法をアドバイスできるとよいでしょう．

ⓒ 補助食品

嚥下補助のゼリーやとろみつけ剤，オブラートなどは，大きさや味などを数種類置いておくとよいでしょう．これらは，使用感や使い方など，一度スタッフで試してみることをおすすめします．薬歴が薬局にある患者さんであれば，薬歴に補助食品を購入した旨を追記しておきましょう．

ⓓ 食品・機能性表示食品

劇的に健康的なもの，使用感のよいものというわけでなくても，油に気づかった揚げせんべいや，塩分控えめの野菜チップスや調味料など，高齢者の方がいつも食べている物を少しだけ健康的な物にしてあげる提案をするのはいかがでしょうか．そういった少しずつの提案も，積み重ねていくことで，患者さんの健康に対する意識が高まり，かつ薬局の信頼も高まります．

ⓔ 衛生材料

紙おむつ（幼児用・大人用），ガーゼ・脱脂綿・包帯・洗浄綿，ナプキンやタンポン，絆創膏，マスク，綿棒，ウエットティシュ・紙おしぼりなどです．薬局で取り扱う衛生材料は家庭用のものが主流でしたが，最近は介護用品や医療材料を取り扱う店舗も増えています．

Ⅵ. 地域との関わり方

3. 季節に対応した商品への取り組み

　定番品の他に，季節に対応したOTC医薬品や医療材料があると，患者さんのニーズによりいっそう応えることができます．その際は，たとえば寒くなって空気が乾燥するようになってからマスクや保湿ケア用品を慌てて準備するのではなく，年間スケジュールをあらかじめ立てておき，先手先手を打って商品を揃えるようにしましょう（表1）．

表1　年間スケジュールとセルフメディケーション支援例

季節*	月	主なイベント 関連キーワード	主な週間・月間	セルフメディケーション支援例
冬	1月	正月，成人式，新年会，仕事始め，新学期，お餅	はたちの献血キャンペーン	正月太り，飲みすぎ・食べすぎ，餅つまらせ注意
	2月	バレンタインデー，節分，受験，梅	生活習慣病予防週間，アレルギー週間	風邪対策
春	3月	ひな祭り，ホワイトデー，卒業，春休み，花粉症	女性の健康週間	花粉症対策（マスク，鼻づまり，目薬，アレルギー薬）
	4月	入学・入社，花見，新生活	世界保健デー	
	5月	GW，子どもの日，母の日，こいのぼり	世界禁煙デー，禁煙週間	禁煙支援
夏	6月	梅雨，衣替え，夏至，湿気対策	歯と口の健康週間，「ダメ．ゼッタイ．」普及運動	歯の衛生／カビ対策　紫外線対策（日焼け止め）
	7月	七夕，お中元，海開き・山開き，日焼け，海の日，土用の丑の日	日本肝炎デー，肝臓週間	強化　肝臓病対策　脱水対策（イオン飲料，冷却バンド）
	8月	夏休み，お盆，花火大会，夏バテ，紫外線，脱水	食品衛生月間	食中毒対策
秋	9月	防災の日，新学期，敬老の日，秋分の日，十五夜	救急医療週間，結核予防週間	
	10月	体育の日，紅葉，ハロウィン，衣替え	がん検診受診率50％達成に向けた集中キャンペーン月間，乳がん月間，目の愛護デー，薬と健康の週間	スポーツ，減量支援健康増進
	11月	文化の日，七五三，勤労感謝の日	医療安全推進週間，介護の日	
冬	12月	お歳暮，冬至，クリスマス，忘年会，年末，大掃除，年越し，大晦日	世界エイズデー，歳末たすけあい運動	風邪対策

*気象庁の分類による．

魅力的な売り場づくりのキホン

　季節に合わせた商品を仕入れたとしても，患者さんに「使ってみたい！」と思ってもらえないと，購買にはつながりません．ここでは，商品を効果的に患者さんにお伝えするうえでの2つの法則と，実際の売り場づくりに役立つPOP広告づくりについて紹介します．

1. AIDMA（アイドマ）の法則

　AIDMA（アイドマ）とは，アメリカのサミュエル・ローランド・ホールが示した，広告宣伝に対する消費者の心理プロセスについて説明した略語です（表2）．

表2　AIDMAの法則

段階	AIDMA分類	意味	解説
認知段階	A：Attention	注目	商品の存在を知ってもらう
感情段階	I：Interest	興味	商品に興味・関心をもってもらう
	D：Desire	欲求	商品の価値に共感してもらう
	M：Memory	記憶	商品の記憶が残り，考えてもらう機会をつくる
行動段階	A：Action	行動	商品を購入してもらう

　表2からわかるように，何か商品を売りたい場合は，まずその商品そのものについて，認知してもらわなければ始まりません．

　まず薬局の入り口から入ってみて，患者さんの立場になって考えてみましょう．入ってすぐに目につく場所に商品棚が設置されていると，商品に注目してもらえますね．さらに，商品棚の中でも見やすい位置にPOP広告を取りつけて"こんな商品もあるんだな"と興味をもってもらいます．POP広告については後述しますが，商品説明を書いたりキャッチコピーを書いたりすることで「この商品はどのような問題を解決するか」「購入するとどのようなよいことがあるか」「誰をターゲットとしているのか」を示し，"この商品だったら，私にぴったりかもしれない"と欲求につながります．その欲求が強ければ強いほど，帰宅してからも商品の記憶が呼び起こされます．そして再度店舗を訪れた際，商品を見て再度記憶が呼び起こされ，購入に至れば行動につながったということになります．その際，価格割引や複数購買のインセンティブなどを設けておくと購入につながりやすいでしょう．

Ⅵ. 地域との関わり方

2. ゴールデンゾーンの法則

　2つ目は，商品を知ってもらうために役立つ，商品陳列に関するゴールデンゾーンの法則を紹介します．**「ゴールデンゾーン」とは，最も消費者の目にとまりやすく手に触れやすい高さにある領域のこと**で，どこからどこまでという明確な規定はありませんが，図1を参考に主力商品を置くようにしてみましょう．なお，商品を見やすい位置と手に取りやすい位置は，若干異なっており，両者が交差する場所が真のゴールデンゾーンといえます．左右方向でいうと，人が一度に目に入る限界の幅は 90～120 cm といわれています（商品棚から 70 cm 離れた位置から視野 60°と見積もる）ので，同系列の商品はその範囲内に収めるようにするとよいでしょう．

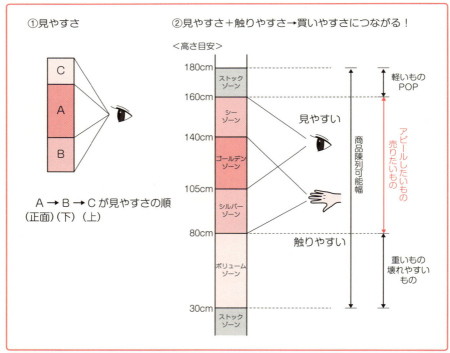

図1　見やすさと触りやすさの優先度

3. 商品 POP を書いてみよう

　商品や置き場所が決まったら，ぜひ POP（ポップ，point of purchase advertising の略）広告をつくってみましょう．POP とは，一般に商店などで用いられる販売促進のための広告媒体で，日本では販売時点広告のことを指します．誰もが一度はスーパーなどの小売店で見かけたことがあるのではないでしょうか．POP 広告の果たす役割は，単に薬局を訪れた患者さんにとって商品の目安となるばかりでなく，購買意欲を大きく左右するものでもあり，店舗にとっても比較的リーズナブルな方法で効果が得られるツールとして重宝されます．しかし，POP 広告をつくってみたい！　と思っていても，いざとなると，どうやってつくったらよいかわからない，うまく文字やイラストを描くことができないと悩むこともあるかもしれません．確かに POP 広告は専門のデザイナーがいるくらい奥の深い広告媒体です．でも大丈夫，あなたでもつくることは可能です．ここでは POP 広告を作成するうえでの初歩的な注意点とコツを紹介します．

a POP 広告の役割と効果

　まず，POP 広告の果たす役割と効果を改めて考えてみましょう．**POP 広告は，その商品の営業マンです**．わざわざ人件費を割いてその商品を説明しなくても，ずっとそこにいて商品のアピールをしてくれるので，うまく作成することができれば費用対効果の高い広告媒体といえるでしょう．

> **POP 広告の役割**
> - 商品の特徴やどのような場面で使用するのか，どんな問題を解決できるのかを簡潔に伝えることができる．
> - 購入を迷ったり悩んでいたりする人の購買意欲をかきたてて，その背中を押してくれる．
> - 患者さんとスタッフの会話のきっかけになり，コミュニケーションをとることができる．患者さんから体調や身体情報などを得ることができるので，処方薬を交付するときに役立たせることができる．
> - 患者さんに OTC 医薬品や健康食品に興味をもってもらうことで，セルフメディケーションの意識が高まり，支援しやすくなる．
> - POP 広告がない店舗は品があって高級店のようでよいかもしれないが，少し寂しい印象にもなりがち．POP 広告を効果的に設置することで，明るく楽しい印象を患者さんにもたらし，店内を活気づけることができる．

b POP広告のキャッチコピー

　POP広告の効果がわかったところで，POP広告を実際につくってみましょう．広告には，商品名（メーカー名）・値段・キャッチコピーを最低限入れるようにするとよいでしょう．キャッチコピーは簡潔でわかりやすいものでなければなりません．どのようなキャッチコピーにすればよいのかわからないときには，次のことに気をつけてみてください．

① **数字を入れて具体的に書く**：「当店で一番売れています！」「売上総数○万個突破！」など，誰しもが納得できる商品の力を表現できるのが数字です．

② **自分自身のおすすめする理由を書く**：「私も使ってます」「当店の女性スタッフから入荷時期を聞かれます」など，身近な人が実際に使用していることをアピールするのも効果的です．

③ **消費者の声や行動を書く**：「もっと早く知りたかったという声多数」「リピーター続出」など，実際の口コミをそのまま書いてみるのもよいでしょう．

④ **ターゲットに呼びかける**：「血糖値，気になっていませんか？」「最近，貧血気味で……そんなあなたにコレ！」など，ズバリターゲットを絞って書くと，その問題に関心をもっている人たちが商品に目をとめてくれるでしょう．

⑤ **メーカーの商品説明をそのまま書く**：「新商品」「○○配合の保湿ケア用品」など，メーカー側が売りとして出している商品のアピールポイントを書くというのも一つの手です．

　POPのキャッチコピーを書いてみたら，できれば他のスタッフにも意見を聞いてみてください．伝わりにくくないか？　パッと目にとまったときに，すぐに読むことができるか？　など，人から意見を聞いてブラッシュアップさせましょう．

c POP広告作成に用意するもの

　さて，POP広告に書くことが決まったら，作成のための材料を用意しましょう．用意するものは，紙と筆記用具でOKです．紙は，へたれないような厚さの紙にしましょう．POP作成に慣れるまでは，文字を書きやすい方眼罫の入ったものがおススメです．筆記用具は，鉛筆・消しゴム・マーカーなど．鉛筆・消しゴムは下書き・レイアウト決めに使用しましょう．大体の形が決まったら，マーカーで実際に書いていきます．色は黒と赤は最低限必要で，余裕があれば他の色も揃えておきましょう．また，太字タイプと

3. 目指すは「地域の健康ステーション」

細字タイプがあれば，よりバリエーション豊富なPOP広告が作成できるでしょう．筆ペンがあると，味のあるPOP広告を作成できますが，初心者は失敗しやすいので慣れてきてから使用してみましょう．ハサミやカッターで紙の形を整えても構いません．あまりデザインに自信がなければ，POP広告用のシールやデザインシートも最近は売られていますので，適宜活用しましょう．POP広告の一例を図2に示します．

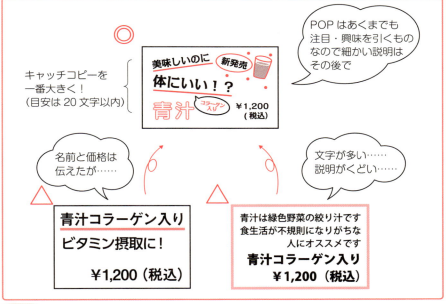

図2　POPのよい例・よくない例

・使用色は，1枚につき2〜3色がベストです．あまりたくさんの色は使わず，同系色でまとめるか，慣れないうちは「基本を黒字とし，値段やキャッチコピーなど，目立たせたいところを赤」とするとよいでしょう．
・文字は，やや丸みをもったソフトな文字が一般的に印象づきやすいとされていますが，丁寧に読みやすい字で書ければとりあえずOKです．文字を書くのが苦手な場合は，PowerPointなどを使用してもよいでしょう．

　これらを参考にPOP広告をぜひ作成してみてください．一度作成してみたら書きっぱなしにせず，**定期的に見直して古くなっていないか確認を行いましょう**．これが一番重要で，商品の広告や販売促進，店舗の活気づくりのために作成したにもかかわらず，角が折れ曲がっていたり，日焼けしていたりするPOPをそのままにしておくのは逆効果です．

Ⅵ. 地域との関わり方

4 在宅訪問への第一歩

医薬分業が定着した一方で、薬局や薬剤師はこのまま受け身の姿勢でいてよいのか？ そんな議論もよく聞かれます．では，受け身ではない，自主性の高い薬局とはどのような薬局なのでしょうか？ 地域の一員として，自分自身の身近なところから，できるところから新たな一歩を踏み出してみましょう．

外部環境の変化からみる在宅訪問の必要性

　厚生労働省が推進する地域包括ケアシステムについては，すでに述べたとおりですが，一方で，その実現にあたってはさまざまな問題が発生しています．たとえば，在宅医療において服薬は唯一の治療であることが多いにもかかわらず，介護スタッフや患者家族のほとんどは医療に関する知識が十分ではなく，きちんとした薬物治療が行われていないともいわれています．逆に，私たち医療者は介護の知識に乏しいため，介護の分野の中で対処すべきことも医療で解決しようとしてしまう傾向があります．**医療，介護，そして地域が連携していかなければならないにもかかわらず，そのつながりはまだまだ不十分なのです**．そのため，地域の中に点在する診療所や薬局，介護ステーションなどが協力し合い，在宅医療や生活のサポートをしていくことが強く望まれています．地域の方々の声に耳を傾け，薬剤師みずからが足を運ぶ「在宅訪問」の取り組みは，今後ますます欠かせなくなるでしょう．

在宅訪問をやってみよう！

1. 在宅訪問のきっかけは？

　在宅訪問をすでに行っている薬局は，どのようなきっかけで始めたのでしょうか？ 在宅訪問のきっかけは，近隣の診療所や病院の医師からの訪問依頼が圧倒的に多いようです．しかし，在宅訪問を医師から依頼されるまで待っているのではなく，薬局側から提案してみてもよいでしょう．ケアマネージャーや看護師・介護スタッフらの提案からスタートすることもあります．研究会や勉強会で知り合った人たちとのツテを頼るというのも有効です

（いずれの場合も算定などには医師の訪問指示が必須です）．図1 で在宅訪問の主たる開始理由となった病名をみると，認知症，うつ病などの精神疾患と脳血管疾患による後遺症が多いことがわかります．

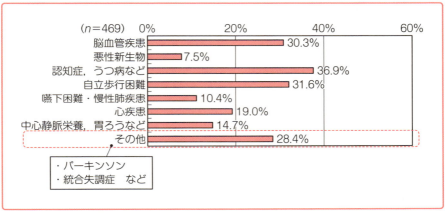

図1 保険薬局において在宅訪問の主たる開始理由となった病名など

［日本薬剤師会：後期高齢者の服薬における問題と薬剤師の在宅患者訪問薬剤管理指導ならびに居宅療養管理指導の効果に関する調査研究報告書，2008 より］

2．準備すること

まずは，どういった流れで在宅訪問が始まるのかを図2 に示しましたので，頭の中でイメージしてみましょう．在宅訪問を開始したきっかけで最も多いと述べたのが「処方医からの訪問依頼」でしたが，これは図2 でいうと，A に該当します．

次に，具体的な訪問のための準備をしましょう．

ⓐ 必要な届け出と書類

医療・介護保険下で在宅訪問を始め，算定などを行うには，下記の届け出を提出しなければなりません．

- 在宅患者訪問薬剤管理指導に係る届出→地方厚生局
- 介護給付費の請求及び受領に関する届出→国保連合会介護保険課
- 居宅療養管理指導・介護予防居宅療養管理指導事業所の指定に係る記載事項→都道府県の介護保険の担当部署［※この用紙の提出は，法令に定められたものではありません．ただし，都道府県によっては依頼される場合もあるので，準備をしておきます．事業所の廃止や休止届を提出しない限

Ⅵ. 地域との関わり方

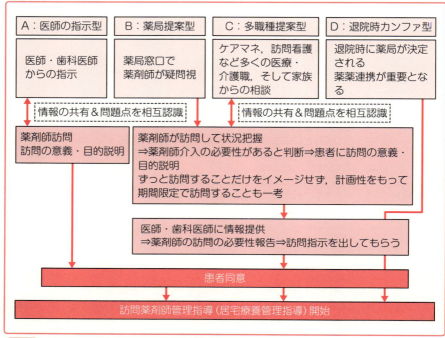

図2 訪問薬剤管理指導（居宅療養管理指導）開始に至る4つのパターン
[日本薬剤師会：薬局薬剤師が在宅医療に積極的に参画する上での課題，2011より)］

り，すべての薬局は（介護予防）居宅療養管理指導事業所として，みなし指定されています］
- 生活保護法等指定介護機関及び中国残留邦人等支援法指定介護機関指定申請書→都道府県などの生活保護の担当部署

　その他，薬局で準備が必要な書類や訪問にあたって必要な書類（薬局内掲示物や利用者に記載してもらわなければならない契約書，訪問薬剤管理指導記録簿など）がありますが，詳しくは，日本薬剤師会が公開している「在宅服薬支援マニュアル改訂版」を参考にしてください．

ⓑ 移動手段の手配

　在宅訪問をしていると，大量の医薬品やときにはオムツなどの介護用品を持って訪問しなければならないときもあります．マンガの中で多美子は自転車を使っていましたね．はじめのうちはそれでも大丈夫かもしれませんが，雨の日も雪の日も薬のお届けをしなければならないことを考えると，**ゆくゆ**

くは自動車の利用も頭に入れておいたほうがよさそうです．自動車を利用する場合に注意したいのは，駐車スペースの確保です．くれぐれも「ちょっとの間だし……」と油断して有料駐車場に入れるのを怠り，駐車禁止のステッカーを貼られることのないよう気をつけましょう．そのようなことを防ぐため，あらかじめ「駐車許可証」を警察署に申請しておきます．申請方法は，警察庁のホームページに掲載されていますので，許可要件と手続き方法を確認し，申請を行いましょう．駐車許可証には有効期限がありますので，忘れずに更新をしてください．

c 薬局内の連携

- **担当決め**：全員持ち回りで在宅訪問を行うか，在宅専任者を決めるか，患者さんごとに担当者を決めるかを検討しましょう．どれが正解ということはなく，薬局の立地や人数などを加味しながら，スタッフ全員で話し合って決めるとよいでしょう．
- **緊急処方**：「今日中に患者さんのお宅へ薬を届けてほしい」といった緊急処方が届いた場合の体制をあらかじめ決めておきましょう．大抵の処方はFAXで送られてきますので，FAXの見落としがないよう定時ごとに確認するなどチェックシステムを整えておくとよいですね．小規模薬局の場合は，近隣の薬局と在宅ネットワークをつくることをおすすめします．
- **書類作成**：在宅訪問を行った薬剤師は，居宅療養管理指導報告書およびケアマネージャーへの情報提供書の作成を行わなければなりません．書類をいかに正確に速く書くことができるかが業務効率化のカギとなります．

d 他職種との連携

ケアマネージャーがケアプランを作成するために開催する話し合いを「サービス担当者会議」と呼びます．薬剤師が呼ばれる機会はまだまだ少ないのが現状ですが，今後，積極的な参加が求められるようになっていくでしょう．また，患者さんが退院した後，在宅でのケアを希望する場合，退院前に病院側と在宅側とで情報交換を行うための「退院時カンファレンス」を開催します．**退院時カンファレンスは在宅へスムーズに移行するための重要なポイントですので，できる限り参加するようにしましょう．**

訪問を行った際は，その結果について訪問指示を行った医師または歯科医師に情報提供書（報告書）を提出します．なお，必要に応じてそれ以外の関連職種（主にケアマネージャー）にも情報提供を行います．

e 服装，持ち物など

在宅訪問の際に白衣を着ていくのかどうか，もしも着用しない場合の規定

など，薬局全体で不統一感が出ないようにあらかじめ決めておいたほうがよいでしょう．

　持ち物の例として，身分証明書，文房具（ペン，ノート，ハサミ，ステープラー，セロハンテープ，付箋など），携帯電話，釣り銭（集金用ポーチ），輪ゴム，電卓，ピンセット，印鑑，領収書，投薬カレンダーなどがあげられます．また冷所保存をしなければならない薬剤のために，クーラーボックスも用意しておくとよいでしょう．雨の日に医薬品が濡れないような工夫をすることも大切です．

　本書では在宅訪問に関する記載は簡潔なものに留めましたが，もっと詳しく知りたい場合は，成書や日本薬剤師会が公開している「在宅服薬支援マニュアル 改訂版」を参考にしましょう．

初回訪問時のポイント

1．説明・契約

　介護保険下で在宅訪問を行う場合は，利用者に対して書面において重要事項の説明と契約を行わなければなりません．契約書は各地区の医師会・薬剤師会が雛形を公開していますので，活用しましょう．利用者は高齢である場合が多いため，ポイントをおさえてわかりやすく説明するよう心がけましょう．

2．アセスメント

　在宅医療が始まった最初のうちは，私たち薬剤師だけでなく介護スタッフや訪問看護師，訪問医が患者さんを次々に訪問し，説明や契約を行いますので，患者さんは慌ただしく感じることでしょう．**そのような状況を察して，なるべく負担をかけないようにアセスメントを行います**．緊急連絡先やかかりつけの病院，病名，既往歴，アレルギー，禁忌，食事状況，生活状況，キーパーソン，訪問時間や ADL（activities of daily living），調剤上の注意点，副作用，相互作用，併用薬，医師からの情報，残薬状況，会計などの情報を収集し，記録しておきます．

3．自宅にあげてもらうには

　いざ薬剤師が在宅訪問を開始すると，「患者さんが玄関先までしか入れて

くれない」という悩みを抱くことが多いようです．患者さんは，薬剤師のことを信頼していないのでしょうか？　いいえ，経験上，そうではないことがほとんどです．では，なぜ自宅にあげてくれないのでしょうか．それは，**患者さんは薬剤師の訪問といっても，何をしてくれるのかわからないと思うことが多く，どう振る舞うべきかも知らないためです**．そんな中，薬剤師が薬を渡し玄関先で帰ってしまうと，患者さんやその家族は「薬剤師さんは玄関までの人なんだな」と思ってしまいます．在宅訪問時に緊張するのはわかりますが，「薬を持ってきてくれる人」だけで終わってしまっては在宅訪問の意味が薄れてしまいます．患者さんや家族が家の中に招き入れようとする素振りがない場合は，「○○さん（患者さん）にご挨拶させていただいてよろしいですか？」「お薬をどこに保管してるかみせていただけますか？」などの声をかけてみましょう．医師も看護師も理学療法士もホームヘルパーも，患者さんの自宅へあげてもらい自分の仕事をしています．薬剤師だけが遠慮する必要はありません．もちろん，無理は禁物ですので，相手の様子や声色をみながら，徐々に打ち解けていけるように努力しましょう．

在宅訪問において薬剤師に何ができるのか？

　ここまで薬剤師が在宅訪問を行う必要性や，そのための準備について説明してきました．実際，薬剤師が在宅訪問をすることで，患者さんを取り巻くさまざまな問題（図3）が明らかになり，改善に導かれています．

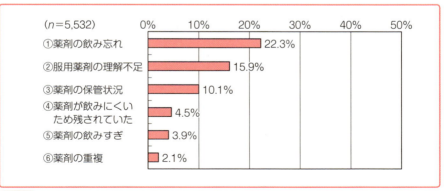

図3　薬剤管理上の問題点

［日本薬剤師会：後期高齢者の服薬における問題と薬剤師の在宅患者訪問薬剤管理指導ならびに居宅療養管理指導の効果に関する調査研究報告書，2008より抜粋］

Ⅵ. 地域との関わり方

1. 薬剤の飲み忘れ

　近年，高齢者の自宅などから服薬しきれなかった薬が大量にみつかる「残薬」が社会問題として取り上げられることが多くあります．厚生労働省の推計（平成19年度老人保健事業推進費等補助金「後期高齢者の服薬における問題と薬剤師の在宅患者訪問薬剤管理指導ならびに居宅療養管理指導の効果に関する調査研究報告書」）によると，残薬総額は年間475億円にのぼり，そのうちの9割（424億円）が，在宅患者訪問薬剤管理指導などの実施により改善される（適正に服用などされた）ということです．つまり薬剤師が在宅訪問を行う最大のメリットとは，この薬剤の飲み忘れを防ぐことになります．

　＜考えられる対策＞
- 朝・昼・夕と飲むべき薬を分け，かつ日付や曜日ごとに区分された投薬カレンダーやお薬箱を持参し，設置する．患者さんの生活動線や足腰の障害の度合いによって，どちらかを選ぶようにする．
- 重複，相互作用，吸湿などを考慮して薬の整理を行う．
- ホームヘルパーさんら介護スタッフと連絡を取り合い，服薬できているかどうかチェックをしてもらう．特に認知症の患者さんでは，チームでケアにあたる．
- 患者さんに視力障害がある場合，マジックで大きく記号や数字を書くなど工夫する．

2. 服用薬剤の理解不足

　医師から薬を処方してもらったものの，何の薬なのかわからないので服薬をしないという患者さんも少なからず存在します．患者さんは医師には言いにくいことでも，薬剤師には相談してくれる場合があります．**患者さんが納得するまで薬効を説明し，その理解を助けるための服薬指導を行いましょう**．在宅の場合，患者さんの生活を把握することができるため，患者さん主体の服薬指導が行いやすいといえます．また薬局よりも患者さんとのコミュニケーションに時間をとることができ，患者さん自身も自宅でリラックスした状態で話を聞けるため，説明が伝わりやすい環境であるといえます．

　＜考えられる対策＞
- 基本的には薬局で行う服薬指導と同様に行う．各薬剤を薬袋から出して一つ一つ薬効，用法，用量を納得するまで説明する．その際，専門用語はなるべく使わず，平易な言葉を心がける（94頁「第Ⅳ章-2．患者コミュニ

ケーション」参照).
- 他の病院から処方は出ていないか，サプリメントや一般用医薬品の服用はないか確認し，重複があれば処方医に相談する．

3. 薬剤の保管状況

薬が適切な場所や状態で保管できているか確認しましょう．在宅訪問では，実際にどのような場所で保管しているか把握することが可能です．

＜考えられる対応＞
- 家の中に適切な薬の保管場所がない場合，お薬箱の設置を検討する．必要に応じて乾燥剤を提供するとよい（目が不自由であったり，乾燥剤を薬と間違えてしまったりする恐れのある場合は使用しない）．
- 冷蔵庫に保管してある場合は，凍結しないよう注意を促す．
- 薬袋に指定された薬剤が入っているか確認をし，入っていなければ整理し直す．ホームヘルパーさんなど介護スタッフにも保管状況を確認してもらうよう依頼する．

4. 薬剤が飲みにくいため残されていた

高齢の患者さんでは，嚥下能力に低下がみられるため服薬時にむせてしまったり，うまく飲み込めなかったりすることがあります．そのままにしておくと，残薬につながる，あるいは誤嚥性肺炎や窒息してしまうこともありますので，注意が必要です．

＜考えられる対応＞
- まずは患者さんから話をよく聞く．処方医に連絡・相談のうえ，必要に応じて剤形を変更する．
- 錠剤を粉砕するにあたっては，『錠剤・カプセル剤粉砕ハンドブック』（じほう）を参考にする．
- 粉砕を行っても解決できない場合は，嚥下補助食品の導入を検討する．

5. 薬剤の飲みすぎ

残薬が問題になる一方で，痛みのあまり薬を飲みすぎてしまっていないかなどにも注意しましょう．特に末期がんの患者さんなどで，麻薬が使用されることがありますが，**痛みを我慢していないか，逆に飲みすぎていないかは残薬管理をすることでわかります**．

Ⅵ. 地域との関わり方

＜考えられる対策＞
- 患者さん自身に服用方法を再度確認し，残薬管理を徹底する．
- どうしても適切な服用がむずかしい場合は，ホームヘルパーさんなど，介護スタッフに協力してもらい，1日分ずつのセットで薬を渡してもらうようにする．
- 与薬箱をつくり，薬剤を預かって小分けにし，患者さんのもとへ届ける．

6. 薬剤の重複

　薬局への期待の一つとして，ポリファーマシーがあります．ポリファーマシーとは多剤併用状態のことを示します．特に高齢者に対するポリファーマシーは，重篤な副作用を引き起こす可能性があることや，医療費増大の原因にもなります．入院時や在宅訪問の開始時は処方内容が集約されやすいことから，在宅訪問の開始時がポリファーマシーに介入するよいタイミングであるともいわれています．また在宅では薬が残ってしまう理由を正直に話してもらいやすい環境があるともいえます．ポリファーマシーへの介入は，患者さんの意向や，処方医・前医との関係性を考えてじっくり行いましょう．問題のある処方をみつけたとしても，患者さんの前で医師を非難するようなことのないよう注意します．

　ポリファーマシーというと，薬の種類を減らすことだと思われがちですが，服用回数や合剤による錠数を減らすことによるコンプライアンスの向上も含まれます．薬を減らさなきゃ！　と焦らずに，じっくり患者さんを見て，話を聞き，疑問に思ったことは医師と共有し，意見を聞きましょう．

＜考えられる対策＞
- お薬手帳を毎回見せてもらい，確認する．
- お薬手帳の使い方，医療関係者への提示の仕方を確認する．
- 薬が重複していたら，処方医に連絡する．
- 服用回数が減る薬や合剤の紹介，一包化の提案を行う．

　このようにみると，薬局カウンターで行われている服薬指導の内容と変わらないと思いませんか？　在宅訪問といっても，必要以上に気負うことはありません．今までの経験を活かしていけば大丈夫です．

　訪問を始めてみると，私たちが想像していた以上に，患者さんがきちんと服薬できていないことがわかって驚くかもしれません．残薬問題の解消は，日本の医療費抑制に直結します．私たち薬剤師が在宅医療に参画することの

意義はとても大きいのです．

外来患者さんにも発信しよう

1. 薬剤師が訪問できることを患者さんは知らない

　在宅訪問は，医師からの依頼がないと行ってはいけないと思っていませんか？　答えは NO です．患者さんやその家族から要望があれば，薬局発信で開始することができるのです．日頃外来にくる患者さんや家族の中には，服薬に不安をもち薬剤師の介入を望んでいる人もいます．患者さんの潜在的なニーズを掘り起こすべく，「お薬の管理は大丈夫ですか？　大変になってきていませんか？」など，声かけを行ってみましょう．そもそも薬剤師が在宅訪問できることを知らない患者さんも多いので，そういったサービスが医療・介護保険下で受けられるということをまずは知ってもらいましょう．日本薬剤師会などがポスターを作成していますので，それらを薬局内に掲示し周知させることも重要です（日本薬剤師会ホームページ，ポスターギャラリー参照）．

2. 勇気をもって一声かけよう

　薬剤師の在宅訪問もまだまだ認知度が低いといわざるをえませんが，それ以外にも薬局・薬剤師が当たり前に思っていることや知っていることは，意外に知られていないものです．たとえば薬の一包化，粉砕，混合などの技術的な情報や，薬剤の保存に関する情報の提供，その他服用ゼリーの紹介などをすると，介護スタッフや患者家族に喜ばれることが多くあります．情報提供をしてもらってはじめて，「これはどうにもならないんだよなあ……我慢するしかないのかなあ」と患者さんが思っていた飲みにくさなどが，実は解決できるものだと気づいてもらえるのです．

　はじめの一歩は，季節に関連したちょっとした情報を記載したコラム記事を薬袋に入れるということでもよいでしょう．すべてをうまくできなくても，得意な分野から始めてみれば大丈夫です．**私たち薬剤師はただ業務をこなすだけでなく，自分たちの仕事内容の啓蒙もしていかなければなりません**．薬剤師の職能を，積極的に地域の人たちにアピールしていきましょう．

VI. 地域との関わり方

　ここまで地域に根づく薬局としてできることを紹介してきましたが，どうでしょうか？　意外にたくさんできることがありますよね．海外でも類をみない高齢社会に突入した日本では，医療・介護業界はもちろん，さまざまな面で変化を必要とされています．その変化に伴い，薬局もまた変わっていかなければなりません．**薬局は「処方箋を持っていって薬を受け取るだけのところ」から，「地域の健康ステーション」へと進化を遂げつつあるのです**．そんな時代に，今薬剤師として存在しているあなたはとてもラッキーといえます．前例にとらわれず，挑戦していくチャンスです．失敗することもあるかもしれませんが，過度に恐れず，自分たちにできそうなことは何かについて常に自主的に，能動的に考えながら地域の一員としてさまざまなことに挑戦してきましょう．

　未来の薬局モデルをつくるのは，他でもない，あなたです．

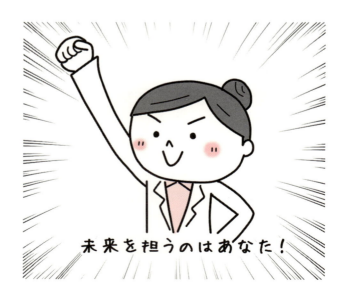

おわりに
～多美子からの手紙～

皆さん

　ミネルバ薬局木下店 薬局長の多美子です。ここまでお読みいただきありがとうございました。

　私に降りかかったのは、突然の薬局長辞令でした。そのときに上司である西野マネージャーに「大丈夫、君ならできる」と言われ、まるで魔法にかかったかのように、とにかく目の前のことに一生懸命取り組んできました。

　失敗もあったけれど、あっという間の数ヵ月でした。

　薬局スタッフのみんなや西野マネージャー、地域の方々の温かさに支えられて、なんとかここまで来れたと思っています。

　薬局長になってみて、まだまだ成功したとは言えないし、よい薬局長になれているかどうかもわかりません。

　ただ一つ言えることは、思い切って薬局長になってみてよかった、ということです。

　調剤や鑑査、服薬指導などの技術的なことだけでなく、薬局長になったことで日々、薬局全体のサービスを考える視点をもつトレーニングができていると感じます。よりよい薬局をつくっていけるよう、これからももっと何かできることはないかと考えていきたいです。

　薬局長に就任したことは、私に勇気をくれました。これから、仕事もプライベートも、何事も勇気をもってチャレンジしていきたいなぁ。その先には、きっとよいことがあるんじゃないかなと思えます。

　皆さんも、周りを見渡してみて、何かチャレンジできそうことがあれば、ぜひ一緒に頑張ってみましょう！

　ではまた、次にお会いできる日まで。

　　　　　　　　　　　　　　　　ミネルバ薬局木下店 薬局長
　　　　　　　　　　　　　　　　　　　　水嶋多美子

索引

和文

あ
安全性情報　43
安定供給情報　44

い
育児休業・時短制度　118
医師　194
一般用医薬品（OTC医薬品）　36，204
医薬情報担当者（MR）　200
医薬品　35
　──情報　43
　──，陳列　39
　──，分類　35
　──，保存条件　42
医薬品医療機器総合機構（PMDA）　43
医薬品，医療機器等の品質，有効性及び安全性の確保等に関する法律　28
医薬品卸販売担当者（MS）　201
医薬品副作用被害救済制度　134
医薬分業　20
医療ソーシャルワーカー　198
医療法　29
医療用医薬品　37
　──プロモーションコード　33
インシデント　106

う
ウプレチド事件　110

え
営業利益　59
衛生材料　205

栄養士　198
エンパワーメント　145

お
お薬手帳　130
卸売販売業　20

か
介護休業制度　118
介護支援専門員　199
介護福祉士　199
かかりつけ薬局　66
看護師　195
患者コミュニケーション　94
管理栄養士　198
管理薬剤師　23

き
基準薬局　19
機能性表示食品　205
居宅療養管理指導　214

く
クレーム　82

け
ケア・カフェ　202
ケアマネージャー　199
経費　66
劇薬　37
牽引型リーダー　147
減価償却費　60
健康サポート薬局　203
健康保険法　28

索　引

言語聴覚士　196
限定正社員制度　119

こ
向精神薬　37
個人情報の保護に関する法律（個人情報保護法）　32
言葉づかい　182
ゴールデンゾーンの法則　208

さ
在庫　67
在宅患者訪問薬剤管理指導　214
在宅訪問　212
財務諸表　57
作業療法士　196
サプリメント　205
産前産後休業制度　118
残薬　218

し
ジェネリック医薬品　72
歯科医師　195
社会人マナー　182
社会福祉士　198
守秘義務　31
少子高齢社会　193
ジョブリターン（再雇用）制度　119
処方箋医薬品　37
人件費　74
新卒採用　119

す
スイッチOTC薬　36
スポーツファーマシスト　167

せ
生物由来製品　37
セルフメディケーション　203

全員モーター型リーダー　147
全面謝罪　100

そ
底上げ見守り型リーダー　147
損益計算書（P/L）　58

た
退院時カンファレンス　215
貸借対照表（B/S）　58
ダイレクトOTC薬　36
多職種連携　193

ち
地域包括ケアシステム　193
中途採用　120
調剤応需義務　84
調剤過誤　106
調剤事故　106
調剤事務　25
調剤報酬　62

て
手順書　26
店舗販売業　19

と
投薬カレンダー　217
登録販売者　25
特定保健用食品　205
毒薬　37
ドラッグストア　20

に
認定薬剤師　166

は
配置販売業　20
ハイリスク薬　39

索 引

ハインリッヒの法則　107
発注点　68
バランスシート☞貸借対照表
販売管理費　59

ひ
ヒヤリ・ハット　106
品質情報　43

ふ
副作用　128
副作用報告制度　131
部分謝罪　100
ブロッキング　96

ほ
報連相　169
保険薬剤師　23
保険薬局　19
保険薬局及び保険薬剤師療養担当規則　29
補助食品　205
ホームヘルパー　199
ポリファーマシー　220

ま
マイナンバー制度　32
待ち時間対策　84
麻薬　38

み
みえる化　154
身だしなみ　187

め
名刺交換　189
メンタリング制度　161

も
目標　149

モチベーション　149

や
薬剤師法　28
薬担規則☞保険薬局及び保険薬剤師療養担当規則
薬価　63
薬機法☞医薬品，医療機器等の品質，有効性及び安全性の確保等に関する法律
薬局開設者　24
薬局業務運営ガイドライン　30
薬局等構造設備規則　30

ゆ
有害事象　128

よ
要指導医薬品　37
予製　41

り
理学療法士　196
リーダー　144

れ
レセプト請求　63
連絡　171

ろ
6年制薬剤師　122
ロケーション管理　40
ロット管理　41

わ
ワーク・ライフ・バランス　136

索引

欧文

ABC分析　68
AIDMA（アイドマ）の法則　207

B/S（balance sheet）　58

DOS（drug oriented system）　94

Google Scholar　48
GS1 DataBar　41

JAPIC　47
J-STAGE　47

Minds　48
MR（medical representative）　200
MS（marketing specialist）　201

OTC医薬品　36, 204

PDCA（Plan-Do-Check-Action）サイクル　56, 150
P/L（profit and loss）　58
PMDA（Pharmaceutical and Medical Devices Agency）　43
POP広告　209
PubMed　47

SWOT分析　9

著者紹介

水　八寿裕（みず　やすひろ）

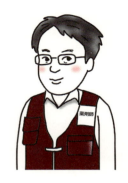

■現職
株式会社実務薬学総合研究所代表取締役
ふくろうメディカル（個人事業主）
武蔵野大学薬学部臨床薬学センター講師

■経歴
1993年　　東京理科大学薬学部製薬学科卒業
同年　　　薬剤師資格取得
1995年　　東京理科大学大学院修士修了

1968年福島県郡山市生まれ．地元の高校卒業後，地元の医学部に3回チャレンジするも不合格．東京理科大薬学部で薬学を学び，同大学院修士修了（専門は有機化学）薬剤師免許を取得．卒業後は研究に就かず，製薬会社の営業を10年間行い，その後薬局を自身で開業しようと準備するも失敗．保険薬局や人材系の会社などを経由し現在は病院・薬局の業務改善コンサルタントをしながら，ロボットやヘルスケア向けアプリの開発なども行っている．

■著書
『スッキリとける登録販売者過去問題集　2023年度版』（TAC株式会社　2023年）
『MR試験過去問題集　2019年度版』（TAC株式会社　2019年）
『現場で使える！【早引き】介護のための薬剤事典』（ナツメ社　2018年）

遠藤さちこ（えんどう　さちこ）

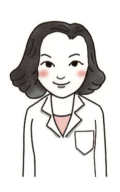

■経歴など
2002年　　東京理科大学薬学部薬学科卒業
同年　　　薬剤師資格取得
2009年　　東京理科大学専門職大学院技術経営専攻卒業，技術経営修士（MOT）

1979年生まれ．東京育ち．調剤薬局にて薬局長，エリア長，店舗開発を経験する中で，マネジメントに興味をもち，東京理科大学専門職大学院技術経営専攻（MOT，技術経営修士）へ進学．働きながら2年間修学し，修了．その後，コンビニエンスストアと薬局の併設店舗の企画業務や製薬会社における薬事業務，コンサルティング業務など，さまざまな立場で薬局や薬剤師を見つめ，幅広い情報収集活動と情報発信を行う．
趣味はゴルフ，ヨット，好きなものはワイン（飲むだけ），ビーグル犬．

■著書
『MR認定試験過去問題集2017年度版』（TAC出版，2017年）
『スッキリとける登録販売者過去問題集　2023年度版』（TAC株式会社　2023年）
『ケースブック経営戦略の論理』（伊丹敬之ほか著）ケース3「ルミネ」執筆担当（日本経済新聞出版社，2012年）

■コラム
CareNet.com「早耳うさこの薬局がざわつくニュース」

マンガではじめる薬局マネジメント
　　―薬局長サポートブック

2016 年 5 月 10 日　第 1 刷発行	著　　者　水八寿裕，遠藤さちこ
2023 年 5 月 10 日　第 4 刷発行	発行者　小立健太
	発行所　株式会社　南 江 堂

　　　　　　　　　　　〒113-8410　東京都文京区本郷三丁目 42 番 6 号
　　　　　　　　　　　☎（出版）03-3811-7236　（営業）03-3811-7239
　　　　　　　　　　　ホームページ　https://www.nankodo.co.jp/
　　　　　　　　　　　　　　　　　　　　　　　　　　　印刷・製本　真興社
　　　　　　　　　　　漫画・イラスト　天野勢津子／装丁　渡邊真介

Begin the Pharmacy Management with MANGA
© Nankodo Co., Ltd., 2016

定価は表紙に表示してあります．　　　　　　　　Printed and Bound in Japan
落丁・乱丁の場合はお取り替えいたします．　　　ISBN978-4-524-25868-0
ご意見・お問い合わせはホームページまでお寄せください．

本書の無断複製を禁じます．
[JCOPY]〈出版者著作権管理機構　委託出版物〉
本書の無断複製は，著作権法上での例外を除き禁じられています．複製される場合は，そのつど事前に，出版者著作権管理機構（TEL 03-5244-5088，FAX 03-5244-5089，e-mail: info@jcopy.or.jp）の許諾を得てください．

本書の複製（複写，スキャン，デジタルデータ化等）を無許諾で行う行為は，著作権法上での限られた例外（「私的使用のための複製」等）を除き禁じられています．大学，病院，企業等の内部において，業務上使用する目的で上記の行為を行うことは私的使用には該当せず違法です．また私的使用であっても，代行業者等の第三者に依頼して上記の行為を行うことは違法です．